Gesund

&

Gebräunt

Ratgeber für risikoarmes Bräunen: Das richtige Maß finden zwischen Sonnenbad, Vitamin D Synthese und Hautschäden

Dr. rer. nat. Andrea Zgaga-Griesz

© 2015, 1. Auflage 2015, ISBN-13: 978-1514818053. Bibliografische Informationen der Deutschen Nationalbibliothek verzeichnet diese Publikation in der deutschen Nationalbibliothek; dedaillierte bibliografische Daten sind im Internet über http://dnb.d-nb.de abrufbar.

Dr. rer. nat. Andrea Zgaga-Griesz, Steinbuck 4a, 79379 Müllheim, E-Mail: azgknowhow@yahoo.de.

Coverfoto: Pixabay: www.pixabay.com

Vorbemerkungen

Für wen ist dieser Ratgeber interessant?

Gehören Sie zu den Menschen, die gerne die Sonne genießen und sich über eine angenehm gebräunte Haut freuen? Spielen Sie mit dem Gedanken alternativ oder zusätzlich ein Sonnenstudio zu benutzen?

Beschleicht Sie dennoch hin und wieder ein ungutes Gefühl? Sie wissen nicht genau, wie man Sonnenbrand vermeiden kann? Hat man nicht schon einiges gehört über die Gefahren der UV-Strahlung? Wie soll man umgehen mit Hautkrebsrisiko und vorzeitiger Hautalterung? Ist Sonnenstrahlung/UV Strahlung nicht doch auch gesund? Was hat es mit der Vitamin D Synthese und der Behandlung von Hautkrankheiten auf sich?

„Die individuelle Belastung durch natürliche ultraviolette (UV-) Strahlung und die damit verbundene gesundheitliche Gefährdung für den Menschen ist in hohem Maße durch das eigene Verhalten bestimmt" (Bundesamt für Strahlenschutz).

Es liegt also in Ihrer Hand den Weg zur individuellen, optimalen Bräune zu finden!

Dieser Ratgeber vermittelt Ihnen die notwendigen Informationen zum selbstgewählten, gesundheitsbewussten Umgang mit UV-Strahlung, ohne Gefahren und Risiken zu verschweigen.

Für wen ist dieser Ratgeber nicht interessant?

Verstehen Sie unter optimaler Bräune - maximale Bräune in kürzester Zeit – suchen Sie eine Anleitung zum „Turbobräunen", möchten Sie Ihre Gesundheit links liegen lassen, möchten Sie nichts wissen über Hautkrebsrisiko und vorzeitige Hautalterung – dann ist dieser Ratgeber nicht für Sie geeignet.

Erwarten Sie ein physikalisches oder medizinisches Sachbuch mit vielen Grafiken und Diagrammen, dann möchte ich Sie auf die einschlägige Literatur verweisen.

Was erwartet Sie in diesem Buch?

In diesem Buch lernen Sie kurz und knapp ein paar Fakten über UV-Strahlen und deren Quellen (Sonne oder Sonnenbank) und den Aufbau der UV empfindlichen Organe Haut und Auge. Wie entsteht Bräune genau? Wie lange darf man sich der UV-Strahlung aussetzen? Welchen Hauttyp haben Sie? Worauf muss man bei Sonnenpflegeprodukten achten? Welche Gefahren und Risiken gehen mit der UV-Strahlung einher? Wie vermeiden Sie Sonnenbrand? Kann man das Hautkrebsrisiko reduzieren und die vorzeitige Hautalterung gering halten? Wer sollte sich gar nicht sonnen? Welche Kriterien erfüllt ein gutes Sonnenstudio? Gibt es neben der aus kosmetischen Gründen gewünschten Bräune andere positive Auswirkungen der UV-Strahlen für die Gesundheit wie z.B. die Behandlung von Hautkrankheiten oder die Steigerung der Vitamin D Synthese?

Nach der Lektüre dieses Ratgebers können Sie

- o Ihren individuellen Hauttyp zur Grundlage Ihres Sonnenverhaltens machen
- o Sicher einschätzen, wann, wo, und wie lange Sie sich sonnen dürfen
- o Beurteilen, ob Sie zu dem Personenkreis zählen, dem man generell oder nur vorübergehend von einer Besonnung abrät
- o Die Informationen nutzen, um das Hautkrebsrisiko zu minimieren
- o Die vorzeitige Hautalterung so gering wie möglich halten
- o Verstehen warum Kinder eines ganz besonderen Schutzes vor UV-Strahlung bedürfen
- o Verschiedene Schutzmaßnahmen (Sonnencreme, Brille, UV-Schutzkleidung, Schatten) zur Situation passend, anwenden

o   Die Qualität eines guten Sonnenstudios beurteilen

Liebe Freunde unter der Sonne: Es ist mir ein Anliegen Ihnen das notwendige Wissen bereitzustellen, damit Sie eigenständig entscheiden können was **optimale Bräune** – im Sinne von **risikoarmer Bräune** - für Sie bedeutet.

Nach der Lektüre dieses Ratgebers wissen Sie, welche Gefahren und Risiken mit der UV-Strahlung einhergehen. Mit diesem Wissen können Sie   für sich und Ihre Kinder verantwortungsvolle individuelle Entscheidungen treffen. Genießen Sie die Sonne! Ganz nach dem Motto: Gefahr erkannt – Gefahr gebannt.

Herzlichst Ihre Andrea Zgaga-Griesz

Hinweise zum Lesen dieses Ratgebers

In diesem Ratgeber versuche ich, nach bestem Wissen und Gewissen, den aktuellen Stand des z. Z. anerkannten Wissens in diesem Themengebiet wiederzugeben. Die Erfahrung zeigt, unser Wissen ist ständig im Fluss. Was heute gilt, kann durch neue Erkenntnisse jederzeit ergänzt oder gar widerlegt werden. Versuchen wir also unser Wissen immer aktuell zu halten! Außerdem sollte Ihnen verehrte Leser, und mir als Autorin immer bewusst sein, dass Aussagen jeglicher Art niemals völlig objektiv sein können, sondern immer auch subjektiv eingefärbt sind.

Auf die Einbindung von Bilder und Diagrammen habe ich weitgehend verzichtet, da mir die Darstellung in Graustufen auf dem Kindle Reader meist ziemlich unbefriedigend erscheint. Zusätzliche Informationen finden Sie auf den erwähnten Links.

DAS WESENTLICHE: Da in diesem Buch sehr viele Informationen und Erklärungen auf Sie einprasseln, verwende ich „DAS WESENTLICHE-Kästen" die jeweils das Wichtigste zusammenfassen. Diese „Take-Home-Message" soll Ihnen das Merken und Anwenden der Informationen erleichtern.

Bonusmaterial: *Hier finden Sie ein Angebot mit zusätzlichen Informationen, für den speziell interessierten Leser. Möchten Sie zügig weiterlesen, können Sie die Abschnitte weglassen, ohne Einbußen in der Verständlichkeit des Ratgebers befürchten zu müssen.*

Am Ende des Buches befindet sich ein **Glossar.** Hier sind die im Text erwähnten Begriffe und Abkürzungen nochmals erklärt.

In der **Bibliografie** finden Sie die verwendete Literatur, falls Sie das eine oder andere in der Originalfassung nachlesen möchten.

Inhaltsverzeichnis

1 Warum möchten wir braun sein?

Man kann Bräune unter zwei unterschiedlichen Aspekten betrachten:

1) Unter dem gesundheitlichen Aspekt ist **Bräune ein Schutzmechanismus** der Haut. Die UV-Strahlen, welche einen Anteil der Sonnenstrahlen ausmachen sind sehr energiereich und wirken zerstörerisch auf biologisches Material. Welchen Gefahren wir unter der Sonne ausgesetzt sind, was genau in der Haut während des Bräunens passiert und wie wir unsere Haut schonen und wie wir sie in ihrer Schutzfunktion unterstützen können, davon handelt dieses Buch.

2) Unter dem modischen Aspekt assoziiert man in der westlichen Welt erst seit dem 20. Jahrhundert Bräune mit Gesundheit, Fitness und Schönheit. Ein gebräunter Teint steht heute für ein angenehmes Leben mit ausreichend Freizeit, um in der Sonne zu relaxen, Sport zu treiben oder die Zeit im Sonnenstudio zu verbringen. Bei unseren Vorfahren galt noch die vornehme Blässe als Ideal. Der Adel legte Wert auf einen blassen Teint, um sich von der auf dem Feld arbeitenden, sonnengegerbten Bevölkerung zu unterscheiden. In Asien wird das Bräunen auch heute noch vermieden. Sobald die Sonne durch die Wolken dringt, spannen die Damen den Sonnenschirm auf und in den Supermärkten gibt es anstelle von Selbstbräunern eine große Auswahl an Bleichcremes.

DAS WESENTLICHE: Unsere Vorstellung, dass ein „gesundes Aussehen" u. a. mit einem braunen Teint einhergeht ist eine Modeerscheinung. Bräune war auch in unseren Regionen nicht immer erwünscht und wird auch heute noch in vielen Regionen der Welt vermieden.

---

2 Was ist UV-Strahlung?

UV-Strahlung ist die Abkürzung für Ultraviolette Strahlung, manchmal auch UV-Licht genannt. Wir werden des Weiteren ausschließlich den Begriff UV-Strahlung verwenden.

UV-Strahlung ist ebenso wie das sichtbare Licht eine elektromagnetische Schwingung. Sichtbares Licht schwingt mit Wellenlängen zwischen 400 – 780 nm. Für diesen Wellenlängenbereich besitzt unser Körper ein Wahrnehmungsorgan: unsere Augen. Deshalb bezeichnen wir diese Wellenlängen als **sichtbares** Licht.

Wir alle kennen das Farbenspiel des Regenbogens, das einen fließenden Übergang zwischen Violett-Blau-Türkis-Grün-Gelb-Orange-Rot zeigt. Im langwelligen Bereich des sichtbaren Lichtes liegt die Farbe Rot bei ca. 800 nm. Im kurzwelligen Bereich, bei ca. 400 nm liegt die Farbe Violett. Da die UV-Strahlung mit einem Wellenlängenbereich von 100 – 400 nm direkt neben dem violetten sichtbaren Licht liegt nannte man sie Ultraviolette Strahlung.

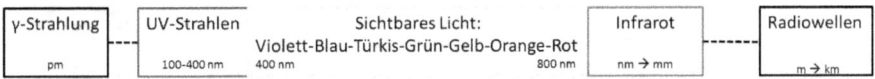

Die UV-Strahlung ist mit ihrem Wellenlängenbereich dem sichtbaren Licht wohl benachbart, liegt allerdings außerhalb davon. Daraus folgt, dass wir sie nicht sehen können! Auch sonst hat unser Körper kein Organ, mit dem er sie wahrnehmen könnte. Möchten wir UV-Strahlung messen, brauchen wir ein technisches Gerät.

Da sich die UV-Strahlung über ihren gesamten Wellenlängenbereich von 100 – 400 nm sehr unterschiedlich auf Lebewesen auswirkt, hat man sie in 3 Teilbereiche unterteilt:

UV-A: 400 – 320 nm

UV-B: 320 – 280 nm

UV-C: 280 – 100 nm

In später folgenden Kapiteln (3.1 Einflüsse auf die natürliche UV-Strahlung, 5 Die Haut als Wirkort der UV-Strahlen, 11 Das Auge als Wirkort der UV-Strahlen) werden wir mehr über das unterschiedliche Auftreten und die verschiedenen Wirkungen der UV-Strahlen erfahren.

Die Einheit nm = Nanometer ist übrigens eine Längeneinheit und bedeutet 1 millionstel Millimeter! Die Wellenlänge (λ = lambda) gibt den Abstand zwischen 2 Wellenbergen der Schwingung an. Zwei Wellenberge der UV-Strahlen folgen also im nm Abstand aufeinander. Somit gehört die UV-Strahlung zu den kurzwelligen elektromagnetischen Schwingungen. Aus den Gesetzen der Physik leitet sich ab: je kürzer die Wellenlänge, desto energiereicher die Schwingung. Die UV-Strahlung ist somit den energiereichen elektromagnetischen Schwingungen zuzuordnen. Es gibt allerdings noch einige kurzwelligere elektromagnetische Schwingungen, wie z. B. γ-Strahlung mit Wellenlängen von z. B. 1/1000 nm.

DAS WESENTLICHE: UV-Strahlen sind energiereiche, elektromagnetische Schwingungen im Wellenlängenbereich von 100 – 400 nm. Wir haben kein Organ um sie wahrzunehmen. Aufgrund der unterschiedlichen Wirksamkeit auf biologisches Material unterteilt man UV-Strahlung in UV-A, UV-B und UV-C.

Bonusmaterial: Wir Menschen nehmen nur sehr kleine Bereiche aus der Vielzahl der elektromagnetischen Schwingungen wahr. Neben dem sichtbaren Licht gibt es noch zwei andere Wellenlängenbereiche, die wir Menschen „fühlen" können:

Wärme: Am anderen Ende des Spektrums des sichtbaren Lichtes, neben der Wellenlänge Rot, liegt Infrarot, auch Wärme genannt. Wärme können wir zwar nicht sehen, allerdings spüren, da unsere Haut über Wärmerezeptoren verfügt.

Schall: Die wesentlich langwelligeren Schallwellen schwingen im cm bis m Bereich werden von unserem Gehör wahrgenommen (entspricht 16- 20 000 Hz). Radiowellen können sogar im km Bereich schwingen.

Einige Tiere können auch andere Bereiche aus dem Spektrum der elektromagnetischen Schwingungen wahrnehmen. Bienen „sehen" UV-Strahlen und manche Schlangen „sehen" im Infrarotbereich.

3 Die Sonne als Quelle der natürlichen UV-Strahlung

Die Sonne strahlt sowohl massehaltige Partikelströme als auch eine Vielzahl von elektromagnetischen Schwingungen ab. Diese reichen von kurzwelligen γ-Strahlen bis zu langwelligen Radiowellen und beinhalten UV-Strahlen, sichtbares Licht und Wärme.

Aber nicht alles, was die Sonne abstrahlt kommt auch bei uns auf der Erde an! Die Erdoberfläche erreichen nur 60 – 80% der solaren Bestrahlungsstärke.

Verschiede Komponenten der Atmosphäre wie z. B. Ozon, Kohlendioxid und Wasserdampf absorbieren bzw. streuen elektromagnetische Schwingungen in unterschiedlichem Ausmaß. Sie verhindern deren Auftreffen auf der Erdoberfläche und sind somit als Schutz vor energiereicher Strahlung für das Leben auf dieser Erde unabdingbar! Beispielsweise erreichen uns die γ-Strahlen der Sonne nicht.

Für die UV-Strahlung gilt:

o UV-C Strahlung wird zu 100 % von den oberen atmosphärischen Schichten absorbiert. Nichts davon trifft uns auf der Erdoberfläche.
o UV-B Strahlung wird in Abhängigkeit vom Zustand der Ozonschicht bis zu 90 % herausgefiltert.
o Für UV-A Strahlung und sichtbares Licht hingegen ist die Atmosphäre nahezu vollständig durchlässig.

Für eine graphische Darstellung der Strahlungsintensität Sonne besuchen Sie elektromagnetische Schwingungen Sonne.

3.1 Einflüsse auf die natürliche UV-Strahlung

Verschiedene Faktoren beeinflussen die Intensität der UV-Strahlung auf der Erdoberfläche:

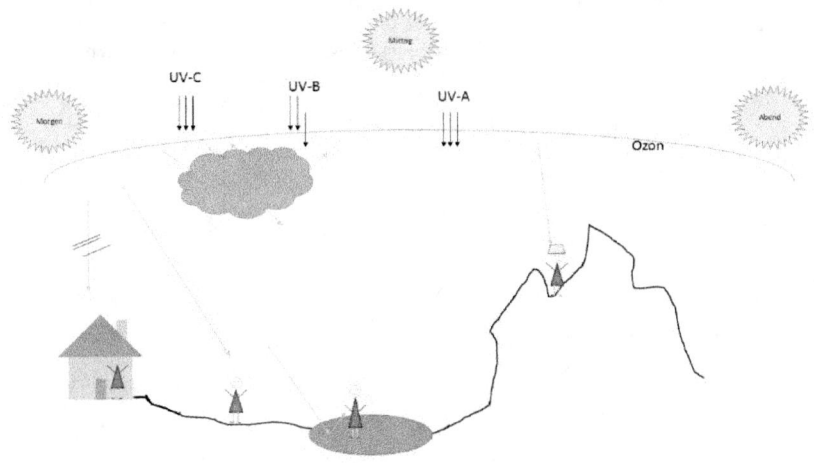

Tageszeit bzw. Sonnenstand

In Abhängigkeit von der Tageszeit steht die Sonne um die Mittagszeit eher senkrecht, morgens und abends schräg über uns. Dies bedingt, dass die Wegstrecke der UV-Strahlen durch die teilweise absorbierende Atmosphäre mittags kürzer ist als morgens oder abends. Aufgrund der geringeren Absorption ist die UV-Strahlung mittags am intensivsten.

Geografische Breite

Die geografische Breite beeinflusst ganz wesentlich die Intensität der UV-Strahlen. Die Breitengrade des Globus verlaufen parallel zum Äquator. Sie geben an, wie weit nördlich bzw. südlich des Äquators ein Ort liegt. Abhängig davon fällt der Sonnenstand (üblicherweise angegeben als Winkel) und damit die Intensität der Sonnenstrahlung unterschiedlich aus. Da die Erdachse bezogen auf die Planetenebene (Ekliptik: Ebene auf der die Planeten die Sonne umkreisen) um ca. 23° gekippt ist, pendelt der Sonnenstand im Laufe eines Jahres zwischen dem nördlichen und südlichen Wendekreis hin und her. So entstehen in unseren Breiten die Jahreszeiten mit unterschiedlichen Tageslängen und Sonnenhöchstständen.

Beispiel: Vergleich der Sonnenstände in München und Singapur

	Sonnenstand München (Lage: 48° nördliche Breite)	Sonnenstand Singapur (Lage: 1° nördliche Breite)
Frühlingsbeginn 21.3	42°	90°
Sommersonnenwende 21.6.	65°	68°
Herbstbeginn 21.9.	42°	90°
Wintersonnenwende 21.12	18°	64°

Wir sehen, dass an Orten wie München der tägliche Sonnenstand und damit die Weglänge der UV-Strahlen durch die Atmosphäre im Jahresverlauf sehr unterschiedlich sind. Zur Wintersonnenwende steht die Sonne über dem südlichen Wendekreis und folglich nur in einem flachen Winkel über den Münchnern. Hier gilt, wie für die Abhängigkeit von der Tageszeit, je länger die Wegstrecke, desto stärker die Absorption durch die Atmosphäre, desto schwächer die UV-Strahlung.

Vergleiche dazu Singapur: Nahe am Äquator ist der Sonnenstand ganzjährig höher und die Schwankungen im Jahresverlauf sind insgesamt geringer. Dies bedeutet eine ganzjährig intensive UV-Strahlung.

Die maximale UV-Bestrahlungsstärke der Sonne, mittags am Äquator, auf Meereshöhe und unter klarem Himmel bezeichnet man als **Referenzsonne.**

Bewölkung

Wolken, diffuse Bewölkung und die Anwesenheit von Aerosolen (heterogenes Gemisch aus festen und flüssigen Schwebeteilchen) z. B. Smog in der durchstrahlten Luftsäule absorbieren die UV-Strahlung ebenfalls. **Achtung:** manchmal unterschätzt man die UV-

Strahlung bei Bewölkung; durch Streuung kann sie u. U. durch die Bewölkung sogar erhöht sein!

Höhenlage

In Abhängigkeit von der Höhenlage des Aufenthaltsortes unterscheidet sich die UV-Strahlung ebenfalls. Im Gebirge ist sie stärker als im Tal. Im Gebirge bräunt man schneller!

Reflektierende Flächen

Wasseroberflächen, Schnee und Eis können UV-Strahlung reflektieren. Daher ist die Gefahr, sich auf der Luftmatraze, im Wasser plantschend erhöht, da man hier aufgrund von Reflexion von allen Seiten der UV-Strahlung ausgesetzt ist. Aufgrund von Reflexion wird man auch im Schatten braun. Die Sandpartikel reflektieren wie kleine Spiegel einen Teil der UV-Strahlen auch in den Schattenbereich.

UV-Strahlen und Fensterglas

Die Scheiben des Autos verhindern das Eindringen von UV-B Strahlen. Sie können im geschlossenen Auto also keinen Sonnenbrand (siehe Kapitel 5.6 Hautschäden) bekommen. UV-A Strahlen durchdringen das Glas allerdings und treiben die Hautalterung voran bzw. erhöhen das Hautkrebsrisiko. Wenn Sie sich schützen möchten, verwenden Sie aufklebbare UV-Schutzfolien oder Sonnenschutzblenden.

DAS WESENTLICHE: Die Intensität der natürlichen UV-Strahlung wird von verschiedenen Faktoren beeinflusst:

Tageszeit: Die UV-Strahlung ist zwischen 11 – 15 Uhr am höchsten

Bewölkung: Eine dünne Wolkendecke kann UV-Strahlung kaum abhalten, bestimmte Bewölkungssituationen können die UV-Strahlung sogar erhöhen

Art der Strahlen: UV-A Strahlung durchdringt Fensterglas, d. h. wir sind ihr auch im Auto ausgesetzt

Reflexion: Heller Sand reflektiert bis zu 25 %, Schnee bis zu 80 % der UV-Strahlung

Schatten kann die UV-Strahlung reduzieren [1]

Vermeidung: Verbringen Sie Ihre Zeit überwiegend in Gebäuden, haben Sie eine UV-Belastung von 10 – 20 % gegenüber Personen, die hauptsächlich im Freien arbeiten.

3.2 UV-Index – WHO Empfehlungen

Der UV-Index (UVI) ist ein weltweit einheitliches Maß für die Intensität der UV-Strahlung. Je höher der UVI, desto schneller wird man braun bzw. desto eher treten Haut- oder Augenschäden auf.

Betrachten Sie den Wetterbericht in Ihrer Zeitung oder im Internet. Häufig finden Sie dort Angaben zum UVI. Genauso wie die Wettervorhersage die Auswahl Ihrer Kleidung und Ihre Aktivitäten im Freien beeinflusst, können Sie Ihr Verhalten an die UVI Vorhersage anpassen. Als Richtschnur zur Vermeidung bzw. Reduzierung von UV bedingten Schäden gelten die Empfehlungen der WHO [2]. Diese gelten unabhängig vom Hauttyp (Kapitel 4 Der Hauttyp als Maß für die UV-Empfindlichkeit)!

UVI	Gefährdung	Schutzmaßnahmen
bis 2	keine - gering	nicht erforderlich
3-5	mittel	Kleidung, Hut, Sonnencreme und Sonnenbrille verwenden
6-7	hoch	Kleidung, Hut, Sonnencreme und Sonnenbrille verwenden, Schatten aufsuchen
8-10	sehr hoch	Kleidung, Hut, Sonnencreme und Sonnenbrille verwenden, Schatten aufsuchen mittags im Haus bleiben
11+	sehr hoch	Kleidung, Hut, Sonnencreme und Sonnenbrille verwenden, Aufenthalt im Freien möglichst vermeiden

Der UVI ist ein ganzzahliger, nach oben offener Zahlenwert ohne Einheit. Unter der Referenzsonne (mittags, am Äquator, in Bodennähe) erreicht der UVI den Wert von 12.

Die Angaben des UVI beziehen sich immer auf Bodennähe, können also in Höhenlagen erhöht sein. Auch sonst unterliegt der UVI den im Kapitel (3.1 Einflüsse auf die natürliche UV-Strahlung) beschriebenen Einflüssen.

Die in Deutschland erreichbaren UVI Höchstwerte liegen im Sommer bei 8 und im Winter bei 2. Folgende Tabelle zeigt die maximalen UVI Werte für Berlin im Jahresverlauf, gemessen jeweils am 21. des Monats [3].

Monat	Jan.	Feb.	März	April	Mai	Juni	Juli	Aug.	Sept.	Okt.	Nov.	Dez.
UVI	1	1	2	4	5	7	7	5	3	1	1	0

Aktuelle UVI Vorhersagen, die sich immer auf die zu erwartenden, durchschnittlichen Tageshöchstwerte für eine bestimme Region beziehen, können Sie im Internet auf folgenden Seiten abrufen: Deutscher Wetterdienst, (DWD) für Deutschland unter dwd/uvi/deutschland und weltweit unter dwd.de/uvi/weltweit. Der DWD bietet verschiedene Newsletter an, u. a. auch einen mit UV Warnungen dwd/newsletter/UV für die Landkreise in Deutschland.

Oder : Bundesamt für Strahlenschutz (BfS) unter
bfs.de/uvi/prognose Prognosen für Deutschland.

DAS WESENTLICHE:. Der UVI ist ein Maß für die Intensität der UV-Strahlung. Vorhersagen des UVI finden sich meist zusammen mit dem Wetterbericht in der Zeitung oder Internet. Lokal können die Werte sowohl nach oben (z. B. aufgrund von Reflexion durch Schnee) als auch nach unten (durch Bewölkung) von der Vorhersage abweichen. Folgt man, ganz unabhängig vom eigenen Hauttyp, den UVI-Schutz-Empfehlungen der WHO, kann man sich vor Schädigungen durch UV-Strahlung schützen.

Bonusmaterial: Wie wird der UVI gemessen?

Das Bundesamt für Strahlenschutz und Partnerorganisationen haben seit 1993 sieben Messstationen installiert. Die Standorte wurden hinsichtlich der Unterschiede *in geografischen Breiten, Höhenlagen, Klima und der Lufttrübung in Deutschland ausgewählt. Die solare UV-Strahlung wird mit Spektralradiometern im Wellenlängenbereich von 290 bis 400 nm gemessen. Aufgrund der geringen Zeitintervalle von sechs Minuten zwischen zwei aufeinander folgenden Messungen können auch kurzzeitige Veränderungen der UV-Strahlung, zum Beispiel an Tagen mit wechselhafter Bewölkung erfasst werden.*

Die UVI Vorhersage beruht auf einem speziellen Rechenverfahren des Bundesamtes für Strahlenschutz. Es berücksichtigt die aktuellen

UV-Messungen, UV-Messergebnisse der vergangenen Jahre, die zu erwartende Gesamt-Ozonkonzentration sowie eine spezifisch angepasste Bewölkungsprognose. Von April bis September werden die Vorhersagen täglich erstellt und als 3-Tages-UV-Prognosen im Internet veröffentlicht. Von Oktober bis März werden maximale Monatswerte für den UVI angegeben.

4 Der Hauttyp als Maß für die UV-Empfindlichkeit

Der Hauttyp (HT) hilft uns die UV-Empfindlichkeit unserer Haut einzuschätzen. Je nach Ausprägung der natürlichen Pigmentierung verfügt unsere Haut über eine unterschiedlich ausgeprägte Fähigkeit sich vor UV-Strahlen zu schützen. Jedem HT ist eine bestimmte Eigenschutzzeit zugeordnet. Die Eigenschutzzeit gibt die Zeitspanne an, die man ungeschützt in der Sonne verweilen kann, ohne einen Sonnenbrand zu bekommen.

Beispielsweise kann jemand mit einem mediterranen HT etwas länger in der Sonne verweilen, ohne einen Sonnenbrand zu erleiden, als ein sehr hellhäutiger Mensch. Sicherlich ist Ihnen in Zeitschriften oder im Internet ein Fragebogen zur HT Bestimmung schon begegnet. Auch jedes zertifizierte Sonnenstudio, wird Ihnen anbieten, Ihren HT zu bestimmen.

Zur Abgrenzung von anderen HT Bestimmungen: Die hier beschriebene Bestimmung bezieht sich ausschließlich auf die UV-Empfindlichkeit der Haut. Natürlich gibt es auch andere Kriterien zur Bestimmung des Hauttyps z. B. trockene, fette oder Mischhaut. Damit befassen wir uns in diesem Ratgeber aber nicht.

4.1 Hauttypbestimmung

Da Sie sicher gerne gleich Ihren HT bestimmen möchten, obwohl vielleicht gerade kein Zugang zum Internet besteht, habe ich den Fragebogen des BfS hier abgebildet. Die heutige HT Bestimmung beruht auf einer Entwicklung des amerikanischen Dermatologen T. Fitzpatrik aus dem Jahr 1975 und wurde 2007 vom BfS in die heutige Form gebracht bfs.de/Fragebogen Hauttyp. Der HT leitet sich aus der natürlichen Haut- Augen- und Haarfarbe und den bisherigen Erfahrungen mit der Sonne ab. Auf der Website des BfS gibt es diesen Fragebogen auch als Druckversion. So können Sie ihn an Familienmitglieder und Freunde weitergeben. Achtung: Die Fragen beziehen sich auf die ungebräunte Haut!

Fragebogen zur Abschätzung des Hauttyps

1 Welchen Hauttyp weist Ihre unbestrahlte Haut auf? | Punkte
| |
Rötlich	1
Weißlich	2
Leicht beige	3
Bräunlich	4

2 Hat Ihre Haut Sommersprossen? | Punkte

Ja, viele	1
Ja, einige	2
Ja, aber vereinzelt	3
Nein	4

3 Wie reagiert Ihre Gesichtshaut auf Sonne? | Punkte

Sehr empfindlich, meist Hautspannen	1
Empfindlich, teilweise Hautspannen	2
Normal empfindlich, nur selten Hautspannen	3
Unempfindlich, ohne Hautspannen	4

4 Wie lange können Sie im Frühsommer in Deutschland oder in Mitteleuropa (Meeresspiegelhöhe) mittags bei wolkenlosem Himmel sonnenbaden, ohne | Punkte

einen Sonnenbrand zu bekommen?

Weniger als 15 Minuten	1
Zwischen 15 und 25 Minuten	2
Zwischen 25 und 40 Minuten	3
Länger als 40 Minuten	4

5 Wie reagiert Ihre Haut auf ein längeres Sonnenbad? Punkte

Stets mit einem Sonnenbrand	1
Meist mit einem Sonnenbrand	2
Oftmals mit einem Sonnenbrand	3
Selten oder nie mit einem Sonnenbrand	4

6 Wie wirkt sich bei Ihnen ein Sonnenbrand aus? Punkte

Kräftige Rötung, teilweise schmerzhaft und Bläschenbildung, danach schält sich die Haut	1
Deutliche Rötung, danach schält sich die Haut meist	2
Rötung, danach schält sich die Haut manchmal	3
Fast nie Rötung und Hautschälen	4

7 Ist bei Ihnen bereits nach einem einmaligen, längeren Sonnenbad anschließend ein Bräunungseffekt zu erkennen? Punkte

Nie	1
Meist nicht	2
Oftmals	3
Meist	4

8 Wie entwickelt sich die Hautbräunung bei Ihnen nach wiederholtem Sonnenbaden? Punkte

Kaum oder gar keine Bräunung	1
Leichte Bräunung nach mehreren Sonnenbädern	2
Fortschreitende, deutlicher werdende Bräunung	3
Schnell einsetzende und tiefe Bräunung	4

9 Welche Angabe enspricht am ehesten Ihrer natürlichen Haarfarbe? Punkte

Rot bis rötlich braun	1
Hellblond bis blond	2
Dunkelblond bis braun	3
Dunkelbraun bis schwarz	4

10 Welche Farbe haben Ihre Augen? Punkte

Hellblau, hellgrau oder hellgrün	1
Blau, grau oder grün	2

Hellbraun oder dunkelgrau	3
Dunkelbraun	4

Sollten Sie eine Frage nicht beantworten können, wird empfohlen, für diese Frage 1 Punkt zu vergeben.

Ergebnis

Frage	1	2	3	4	5	6	7	8	9	10
Punkte										

Summe / 10 =

Zur Auswertung

Zählen Sie Ihre Punkte zusammen und teilen Sie die Summe durch 10. Das Ergebnis ergibt auf- oder abgerundet Ihren ungefähren Hauttyp.

Beispiel

Ihr Ergebnis ist 2,4. Das bedeutet, Sie sind eher Hauttyp II als Hauttyp III. Bei einem Ergebnis von 2,8 hingegen tendiert Ihre Haut mehr zum Hauttyp III.

Beachten Sie:

o Betrügen Sie sich nicht selbst! Sind Sie sich unsicher bei der Beantwortung einer Frage, nehmen Sie die Antwort mit dem niedrigeren Zahlenwert.

o Laut BfS stellt der Zahlenwert des HT nur eine sehr grobe Abschätzung der UV-Empfindlichkeit der Haut dar. Möchten Sie es genauer wissen, fragen Sie Ihren Hautarzt. Er wird mit Ihnen Ihr individuelles Risikoprofil besprechen.

o Die HT Bestimmung mit einem Fragebogen wie diesem ist allerdings ausreichend für ein Beratungsgespräch im Sonnenstudio gemäß der UV-Schutzverordnung (siehe Kapitel 17.2 Das UVSV zertifizierte Sonnenstudio). Laut dieser Verordnung kann sie aussagekräftiger sein als eine Messung des HTs mittels der dort evtl. üblichen HT-Bestimmungsgeräte bzw. durch die Sonnenbank selbst.

o Der HT ist nicht in Stein gemeißelt. Er kann sich bei Schwangerschaft, nach schwerer Krankheit oder mit dem Alter ändern. Wenn Sie den Eindruck haben, Ihre Haut reagiert anders, bestimmen Sie den HT erneut.

4.2 Der Hauttyp, Eigenschutzzeiten und Lichtschutzfaktor – wie hängt das zusammen?

Jetzt kennen Sie Ihren HT. Was folgt nun daraus?

1) Der HT ist ein Maß für die UV-Empfindlichkeit der Haut. Durch Bestrahlungsexperimente (siehe Kapitel 17.2.2 Das Beratungsgespräch: Dosierungsplan) hat man herausgefunden, wie lange man welchen HT bestrahlen kann, bevor ein Sonnenbrand auftritt. Diesen Zeitraum bezeichnet man als **Eigenschutzzeit**. Empfindliche Hauttypen haben deutlich kürzere Eigenschutzzeiten als unempfindliche.

2) Die Eigenschutzzeit bezieht sich ausschließlich auf das Phänomen Sonnenbrand. Sonnenbrand ist die einzige UV verursachte Schädigung, die man innerhalb kurzer Zeit erkennen und messen kann. Für UV-bedingte Hautschäden die z.T. erst nach Jahren ersichtlich werden wie Hautkrebs oder Hautalterung gibt es keine Angaben über Eigenschutzzeiten. Wie man sich leicht vorstellen kann, wären solche Messungen, wo man die Gesundheit der Testteilnehmer in Abhängigkeit von der UV-Belastung über Jahre hinweg verfolgen muss, sehr aufwendig und die Interpretation schwierig.

3) Die Eigenschutzzeit ist nicht nur vom individuellen HT abhängig, sondern natürlich auch von der Intensität der lokalen UV-Strahlung. Diese wird im UVI (siehe Kapitel 3.2 UV-Index – WHO

Empfehlungen) ausgedrückt. Für die Angabe der Eigenschutzzeit wird ein standardisierter Wert des UVI von 8 angenommen.

Aus den oben genannten Punkten ergeben sich die in der Tabelle genannten, individuellen Eigenschutzzeiten [4]

Hauttyp	Bräunung	Sonnenbrand	Eigenschutzzeit bei UVI = 8 (min)
HT I	keine	immer	3 bis 5
HT II	schwach	erhöhtes Risiko	20 bis 25
HT III	durchschnittlich	gelegentlich	28 bis 35
HT IV	gut	selten	36 bis 40
HT V	schnell	kaum	nach 60
HT VI	immer viel Pigment	quasi ausgeschlossen	nach 80

4) Die angegebene Eigenschutzzeit bezieht sich auf die ungebräunte Haut. Vorbräunung erhöht die Eigenschutzzeit. Dieser Effekt fällt allerdings individuell sehr unterschiedlich aus und kann deshalb nicht in allgemein gültigen Tabellen wiedergegeben werden.

Beispiel: Sie sind HT III, d. h. Sie werden nach ca. 28 Minuten einen Sonnenbrand bekommen, wenn Sie um die Mittagszeit, im Hochsommer in Deutschland UVI = 8), mit Ihrer noch blassen Haut in der Sonne liegen. Möchten Sie dies vermeiden, sollten Sie nach spätesten 28 – 35 Minuten den Schatten aufsuchen oder sich bekleiden.

Möchten Sie länger als die Eigenschutzzeit in der Sonne bleiben, verwenden Sie einen Sonnenschutz in Form von Sonnencreme oder Sonnenschutzkleidung an. Die Angaben des Lichtschutzfaktors (LSF) oder des Sun Protection Factors (SPF) von Sonnencreme oder Sonnenschutzkleidung geben an, wie viel länger man in der Sonne bleiben kann, ohne einen Sonnenbrand zu bekommen. Auf Sonnenschutzcreme (6 Sonnenschutzmittel) und

Sonnenschutzkleidung (7 UV-Schutzkleidung) wird in anderen Kapiteln noch näher eingegangen.

Beispiel: Mit einem LSF von 25 darf ein Mensch mit HT I und einer Eigenschutzzeit von 5 Minuten 25 mal länger, also 125 Minuten lang in der Sonne bleiben ohne Sonnenbrand zu bekommen.

Die   Formel   lautet:

$$\textit{"erlaubte" Zeit in der Sonne} = \textit{Eigenschutzzeit} \times \textit{LSF}$$

Es gelten folgende Bedingungen:

- o **Die Zeitrechnung beginnt mit der Besonnung**
- o **Die Schutzzeit kann nicht durch mehrmaliges Auftragen von Sonnencreme verlängert werden**
- o **Die Schutzzeit gilt nur für eine Besonnung pro 24 Stunden.**
- o **Die Schutzzeit gilt für einen UVI = 8. Ist der UVI höher z. B. am Meer oder am Gletscher (siehe Kapitel 3.1 Einflüsse auf die natürliche UV-Strahlung) ziehen Sie von der erlaubten Zeit zur Sicherheit 40 % ab. Bei einem UVI > 8 dürfen Sie nach obigem Beispiel also nur 75 Minuten in der Sonne bleiben.**

Achtung: Für Kinder gelten andere Regeln (siehe Kapitel 9 Kinder unter der Sonne)

Möchten Sie eine bestimmte Zeit in der Sonnen bleiben und suchen Sie den dazu passenden Lichtschutzfaktor? Dann stellen Sie die Formel um.

Beispiel: Sie sind HT II, haben eine Eigenschutzzeit von 20 Minuten und möchten 2 Stunden (= 120 Minuten) die Sonne genießen. Welchen Lichtschutzfaktor sollten Sie nutzen? Antwort: LSF 6. Auch hier gelten dieselben Bedingungen wie oben.

Die Formel lautet:

$$LSF = \frac{gew\ddot{u}nschte\ Aufenthaltszeit}{Eigenschutzzeit} = \frac{120}{20}$$

Bonusmaterial: *In Europa finden sich hauptsächlich die HT I – IV, in Arabien, Nordafrika, Indien ist HT V verbreitet und HT VI findet man bei den Ureinwohnern Zentralafrikas und Australien. In Asien finden sich sowohl hellhäutige HTs bis HT V.*

Die HT Verteilung in Europa sieht folgendermaßen aus:

Hauttyp	I	II	III	IV
Verteilung (%)	2	12	78	8

5 Die Haut als Wirkort der UV-Strahlen

Die Haut ist neben dem Auge und dem Immunsystem der Hauptwirkort der UV-Strahlen in unserem Körper. Mit ca. 2 m² ist die Haut unser größtes Organ. Sie bildet die äußere Oberfläche und interagiert ständig mit der Umwelt. Sie erfüllt zahllose Funktionen wie z. B mechanischer Schutz gegen das Eindringen von Fremdkörpern und Mikroorganismen, Wärmeisolation und Wärmeregulation (Schwitzen), Ausscheidungsorgan für Salze, Sinnesorgan zur Wahrnehmung von Druck, Schmerz und Temperatur, Kommunikationsorgan (Erröten, Blass werden) und eben Schutz vor UV-Strahlung. Sie bildet Hautanhangsgebilde wie Haare, Nägel und Schweiß- und Talgdrüsen. Wird nur ⅓ der Haut zerstört z. B. durch Verbrennung, ist das Überleben in Frage gestellt.

5.1 Aufbau

Die Haut besteht aus drei Schichten die untereinander in Verbindung stehen und sich gegenseitig beeinflussen:

o Die **Oberhaut** (lateinisch Epidermis) bildet die äußerste Oberfläche. Sie ist durchschnittlich 0,05 mm dick, an den Fußsohlen kann sie eine Dicke von 2 mm erreichen. In der Oberhaut befindet sich das Pigment und hier entsteht die Bräune.

o In der **Lederhaut** (Korium) sitzen die Kollagenfasern, die in der Jugend für Festigkeit sorgen und im Alter oder durch Einwirkung von UV-Strahlen an Menge abnehmen. Darüber hinaus ist die Lederhaut durchzogen von Blutgefäßen und Nervenendigungen zur Übertragung von Reizen wie Berührung, Temperatur und Schmerz. Die Haare sind hier verankert. Der Schweiß wird von den Schweißdrüsen produziert und gelangt über Ausführungsgänge an die Oberfläche.

o Die **Unterhaut** (Subcutis) enthält vorwiegend Fettgewebe. Es dient als Energiespeicher, der Wärmedämmung und der Polsterung.

Ober- und Lederhaut bilden zusammen die Cutis. Sie ist 3 – 5 mm dick. Die Dicke der Unterhaut variiert mit dem Ernährungszustand.

Die Oberhaut wird nochmals in 5 Schichten unterteilt (siehe Tabelle). Die Hornschicht bildet die äußere Oberfläche.

Name der Schicht	Name der Zelle	Funktion	UV Schutz-mechanis-men	UV Gefahr
Hornschicht = Stratum corneum	Hornzellen = Keratinozyten	Zellen sind abgestorben, bilden mechan. u. chem. Schutz	Lichtschwiele	
Glanzschicht = Stratum lucidum	ölige Schicht	Barrierefunktion: nur an verhornten Hautpartien: Fußsohlen, Handflächen		
Körnerschicht = Stratum granulosum	Körnerzellen, Immunzellen	Zellen wandern nach oben und sterben ab, Keratinvorstufe wird gebildet, Immunüberwachung		
Stachelzellschicht = Stratum spinosum	Stachelzellen, Immunzellen	lebende Zellen mit netzartigen Haftzonen, wandern nach oben, Immunüberwachung		Spinaliom
Keimschicht = Stratum basale	Basalzellen, Melanozyten	Neubildung von Zellen, Pigmentbildung	Bräune	Melanom, Basaliom
Lederhaut				Haut-alterung
Unterhaut				

Die tiefst liegende Schicht der Oberhaut (Keimschicht) schließt an die Lederhaut an. Sie wird von den Basalzellen, in der Basalzellschicht (Stratum basale) gebildet. Durch Zellteilung werden in der Keimschicht ständig, nicht nur bei einer Verletzung, neue Hautzellen gebildet. Die neugebildeten Zellen wandern an die Hautoberfläche. Eine Basalzelle endet ca. 27 Tage nach ihrer Entstehung durch Teilung als abgestorbene Hornzelle in der äußeren Hornschicht. Unsere Oberhaut erneuert sich also im Monatsrhythmus! Auf dem Weg nach oben durchlaufen die Zellen verschiedene Veränderungen, die sich optisch als Schichten ausmachen lassen und sterben langsam ab.

Die Pigmentzellen (Melanozyten) liegen zwischen den Basalzellen in der Basalmembran und bilden den braunen Farbstoff, das Melanin.

Die äußerste Schicht (Hornschicht) besteht aus toten Zellen, die durch Abschuppung verloren gehen. Die Hornschicht bildet eine gute mechanische und chemische Schutzbarriere. Unter Einwirkung von UV-Strahlung kann sie sich sogar zur sogenannten Lichtschwiele verdicken.

DAS WESENTLICHE: Die Haut ist unser größtes Organ und vereinigt Schutzeigenschaften und Kommunikationsfunktion. Sie besteht aus mehreren Schichten. Gemäß den verschiedenen Eindringtiefen von UV-A und UV-B Strahlung treten in den Hautschichten unterschiedliche Effekte auf.

5.2 Interaktion mit UV-Strahlung

Damit die UV-Strahlung eine biologische Wirkung ausüben kann, muss sie in das Gewebe eindringen und von den Zellen aufgenommen (absorbiert) werden. Die Oberhaut reflektiert einen geringen Anteil der UV-Strahlung. Der größte Teil dringt allerdings in das Gewebe ein. UV-B wird im Wesentlichen von der Oberhaut absorbiert, während UV-A noch zu über 50 % in die tiefer liegende Lederhaut vordringt [5]. Da die Eindringtiefen und damit die Wirkorte für UV-A und UV-B Strahlung unterschiedlich sind, sind auch die biologischen Auswirkungen einzeln zu betrachten.

- o In der Oberhaut beeinflusst die UV-B Strahlung in den Melanozyten die Pigmentbildung und die Ausbildung der Lichtschwiele. Sie ist auch der Ort, an dem viele der UV bedingten Hautkrebsarten auftreten können.
- o Die UV-A Strahlung dringt bis in die Lederhaut vor und schädigt hier die Kollagenfasern. Dies beschleunigt die Hautalterung.

Auf die Auswirkungen der UV-Strahlung in den einzelnen Hautschichten werden wir in den folgenden Kapiteln näher eingehen.

Bonusmaterial: Obwohl die Atmosphäre ca. 90 % der UV-B Strahlung absorbiert, reichen die übrigen 10 % aus, um diese Effekte auszulösen. Mit Abnahme der Ozonschicht sind wir im verstärkten Maße der UV-B Strahlung ausgesetzt. Dies macht sich beispielsweise in der erhöhten Hautkrebsrate in Australien bemerkbar.

5.3 Bräune – ein körpereigener Schutzmechanismus

Die Bräunung ist ein Selbstverteidigungsmechanismus unserer Haut! Die stärkere Pigmentierung erschwert ein tieferes Eindringen der UV-Strahlen in den Körper. Je nach HT (siehe Kapitel 4 Der Hauttyp als Maß für die UV-Empfindlichkeit) besitzt unsere Haut eine gewisse Grundausstattung an Pigment. Durch auftreffende UV-Strahlung wird einerseits das vorhandene Pigment in einen wirkungsvolleren UV-Absorber umgewandelt (5.3.3 Kurzzeit-Bräune) und andererseits erfolgt zusätzlich eine Pigment Neubildung (5.3.2 Langzeit-Bräune). Bräune erhöht die Eigenschutzzeit der Haut, im individuell unterschiedlichen Ausmaß, maximal um den Faktor 40.

Aber Achtung:

- o **Medizinisch betrachtet ist eine gebräunte Haut ein erster Hilferuf der Haut, hervorgerufen durch zu viel UV-Strahlung!**
- o **Auch eine gebräunte Haut bedeutet nie vollständigen Schutz vor UV-Strahlung: Bräune als Eigenschutz der Haut bewirkt nur, dass der Sonnenbrand später eintritt. Bräune schützt nicht vor Erbgutschäden und damit nicht vor dem Hautkrebsrisiko und auch nicht vor vorzeitiger Hautalterung!**
- o **Die Verlängerung der Eigenschutzzeit durch Bräune um Faktor 40 erreicht bei weitem nicht jeder und auch dieser Zeitraum ist endlich!**

5.3.1 Bräunen auf zellulärer Ebene

Die Melanozyten liegen zwischen den Basalzellen in der Basalzellschicht. Jeder Melanozyt bildet längliche Ausläufer mit deren Hilfe er ca. 30 benachbarte Basalzellen „umarmt". Das

Verhältnis von Melanozyten zu Basalzellen schwankt je nach Körperregion zwischen 1:4 im Gesicht und 1:9 an den Handflächen. Die Anzahl der Melanozyten ist in Menschen aller Rassen ähnlich. Sie unterscheiden sich allerdings in ihrer Aktivität, d. h. in Menge und Größe der Melaninfarbpakete.

Ausgehend von dem Eiweißbaustein der Aminosäure Tyrosin stellen die Melanozyten ständig eine geringe Grundmenge an farblosen Melaninvorstufen und reifem, braunem Melanin her. Der braune Farbstoff schützt das Erbmaterial in der Zelle, indem es die schädigenden UV-Strahlen absorbiert. Trifft vermehrt kurzwellige UV-B Strahlung auf den Melanozyt steigert er die Melaninsynthese. Das Melanin wandert dann in Form von kleinen „Paketen" in den Ausläufern der Melanozyten entlang und wird an die benachbarten Basalzellen abgegeben. Auf diese Weise werden auch die „umarmten" Basalzellen braun gefärbt. Diese braunen Zellen werden dann von den nachfolgenden, neugebildeten Basalzellen weiter nach oben geschoben.

Wir unterscheiden 2 unterschiedliche Arten von Bräunung:

1) Pigmentneubildung bzw. Langzeit-Bräune.

2) Pigmentdunkelung bzw. Kurzzeit-Bräune

5.3.2 Langzeit-Bräune

Die Pigmentneubildung, nach dem oben geschilderten Mechanismus, beginnt innerhalb von 24 – 72h nach dem Auftreffen von UV-B Strahlen. Sie hält über Tage bis Wochen an. Durch die Abgabe des neusynthetisierten Melanins an die benachbarten Zellen und deren konstante Wanderung an die Hautoberfläche ist nach ca. 4 Wochen die gesamte Oberhaut braun durchgefärbt!

5.3.3 Kurzzeit-Bräune

Die Pigmentdunkelung wird hauptsächlich durch UV-A Strahlen erzeugt. UV-A Strahlen veranlassen eine Umformung der bereits vorhandenen, aber noch farblosen Melaninvorstufe in schützendes Melanin. Die Kurzzeit-Bräune verliert sich allerdings auch innerhalb von ein paar Stunden wieder. Diese Art von Bräune liegt nur in der Basalzellschicht und vermittelt deshalb weniger Schutz.

5.4 Lichtschwiele

Die UV-B Strahlung bewirkt neben der Langzeit-Bräune auch die Ausbildung der Lichtschwiele. Die äußere Hornzellschicht verdickt sich innerhalb von 2-3 Wochen und stellt eine zusätzliche, braune Schutzschicht dar.

DAS WESENTLICHE: Bräune entsteht aus dem Zusammenwirken von Kurzzeit-Bräune, Langzeit-Bräune und Lichtschwiele. Sie reduzieren das Sonnenbrandrisiko indem sie die Eigenschutzzeit der Haut verlängert. Das Risiko UV bedingter Spätschäden wie Hautkrebs oder Hautalterung wird dadurch kaum beeinflusst.

Bonusmaterial: Nur der Mensch, als nackter Affe, ist in der Lage sein Pigment in der Haut an die UV-Bedingungen anzupassen. Die anderen Säugetiere sind durch das Fell vor UV-Strahlung geschützt. Unter dem Fell sind sie meist unpigmentiert, wie die Maus. Ist die Haut pigmentiert wie z. B. beim Meerschweinchen oder den Menschenaffen ist die Menge an Pigment mehr oder weniger unveränderlich. Der Farbwechsel bei Amphibien oder Fischen dient weniger dem UV-Schutz als der Anpassung an die Umwelt (Tarnung) oder der Kommunikation. Hier erfolgt der Farbwechsel häufig durch einen Lagewechsel des Pigments innerhalb der Zelle.

5.5 Reparaturmechanismen - weitere körpereigene Schutzmassnahmen der Haut

Bräune bietet keinen vollständigen Schutz vor UV-Strahlung. Anteile der energiereichen UV-Strahlen können trotzdem in die Zellen eindringen und dort Schaden anrichten. Auch unser Erbmaterial kann UV-Strahlung absorbieren und wird dadurch verändert. Das Erbmaterial der Zelle wird im Zellkern gelagert und beinhaltet, wie eine große Bibliothek, alle notwendigen Informationen damit eine Zelle funktionstüchtig ist bzw. sich geregelt vermehrt. UV-Strahlung kann einzelne Bereiche des Erbmaterials zerstören, so dass das Auslesen der Information nicht mehr stattfinddet.. Dies kann entweder zum Tod der betreffenden Zelle führen, oder auch zu ihrer Verwandlung in eine Krebszelle. Eine Krebszelle ist dadurch gekennzeichnet, dass sie in der Lage ist, sich vollkommen unabhängig von äußeren Wachstumssignalen und den Notwendigkeiten des Körpers zu vermehren. Aggressiv beansprucht sie Platz und Nährstoffe und löst sich u. U. aus dem bisherigen Zellverband und bildet andernorts Tochtergeschwülste (Metastasen). Sowohl UV-A als auch UV-B können diese Schädigungen hervorrufen.

Glücklicherweise verfügt unser Körper über verschiedene zelluläre Reparatursysteme die Erbgutschäden erkennen und reparieren können. Sie werden nicht nur durch UV bedingte Schäden, sondern auch durch Gifte wie z. B. im Tabakrauch aktiviert.

Aber: Auch diese Reparatursysteme bieten keinen 100 %igen Schutz. Auch sie können Fehler machen, insbesondere bei zu starker Beanspruchung. Daraus folgt für Ihr Sonnenverhalten:

- o **Halten Sie sich** an die Eigenschutzzeiten gemäß der HT Bestimmung und des lokalen UVI.
- o Möchten Sie länger in der Sonne bleiben, verwenden Sie Sonnenschutzmittel mit entsprechenden LSF. **Berechnen Sie,** wie angegeben (Kapitel 4.2 Der Hauttyp, Eigenschutzzeiten und Lichtschutzfaktor – wie hängt das

zusammen?), die verlängerte Aufenthaltsdauer. Nach Ablauf dieser Zeit **meiden Sie weitere UV-Bestrahlung**.

o Die Eigenschutzzeit kann nur **1 x in 24 Stunden** in Anspruch genommen werden.

o Nach einem Sommerurlaub am Strand (natürlich gut geschützt durch vernünftiges Verhalten, wie in diesem Ratgeber angeregt) gönnen Sie Ihrer Haut eine **mehrtägige Pause**. Gehen Sie nicht gleich ins Sonnenstudio. Auch wenn es verlockend ist, die Bräune zu erhalten.

o Das qualitätsbewusste Sonnenstudio wird Sie ebenfalls auf die dort empfohlene Bestrahlungspause hinweisen. Die UV-Schutzverordnung empfiehlt :

o nicht mehr als 1 Besonnung pro Tag, nicht mehr als 3 pro Woche, nicht mehr als 10 im Monat. Nicht mehr als 50 Besonnungen pro Jahr. Dies gilt sowohl für Besonnungen unter der natürlichen Sonne als auch im Sonnenstudio.

o nach Abschluss der Serie (10 Bestrahlungen) eine Pause machen. Diese sollte so lange dauern, wie die Serie gedauert hat.

Wenn Sie das Risiko einer UV bedingten Schädigung möglichst gering halten wollen, können Sie sich auch unter der natürlichen Sonne an den Empfehlungen der UV-Schutzverordnung (siehe Kapitel 17.2.2 Das Beratungsgespräch) orientieren.

DAS WESENTLICHE. Geben Sie Ihrer Haut Zeit – lassen Sie die Reparaturmechanismen arbeiten

---

Bonusmaterial: UV-Strahlen töten auch Bakterien, Viren, Pilze und deren Dauerformen. Diese zerstörerische Wirkung von UV-Strahlen auf biologisches Material macht man sich in Technik und Medizin zu Nutze. UV-B und UV-C Strahlung wird zur Keimtötung eingesetzt um Oberflächen (z. B. sterile Arbeitsbänke in Forschung), Flüssigkeiten (z. B. Trinkwasseraufbereitung, Aquarium, Teich) oder auch Luft (z.

B. Krankenhaus) zu sterilisieren. Es hinterlässt keine chemischen Spuren in dem behandelten Material.

5.6 Hautschäden

Energiereiche UV-Strahlen können biologisches Gewebe schädigen. Auch die körpereigenen Schutzmechanismen wie Bräune und Reparatursysteme können dies nicht gänzlich verhindern.

- o Zu den **kurzfristig** auftretenden Schädigungen zählen wir den **Sonnenbrand** und **phototoxische Reaktionen.**
- o Zu den **langfristigen** Schädigungen zählen ein erhöhtes **Hautkrebsrisiko** und die **vorzeitige Hautalterung.**

5.6.1 Der Sonnenbrand

Der Sonnenbrand (Sonnenerythem) ist wohl die bekannteste UV-Schädigung der Haut. Er ist das einzige **sofort sichtbare Zeichen einer UV-Überdosierung!**

Diese Entzündung der Haut wird durch UV-B Strahlen hervorgerufen und tritt auf, wenn die Eigenschutzzeit der Haut je nach HT und UVI überschritten wurde. Ein Sonnenbrand ist gekennzeichnet durch Rötung und Schwellung der betroffenen Hautareale, in schweren Fällen auch durch Blasenbildung und Fieber. Erste Beschwerden treten mit einer Verzögerung von 4 bis 8 Stunden auf. Der Höhepunkt wird nach ca. 12 bis 24 Stunden erreicht. Linderung bringt die Kühlung der Haut durch Hausmittel wie z. B. das Auftragen von Quark oder die Anwendung von kühlenden Lotionen. Eine weitere Besonnung ist unbedingt zu vermeiden. In schweren Fällen ist ein Arztbesuch angeraten.

Obwohl sich die Haut meist innerhalb von mehreren Tagen regeneriert, ist jeder Sonnenbrand sichtbares Zeichen einer Schädigung, die in einer Erhöhung des Krebsrisikos (siehe Kapitel 5.6.4 Hautkrebs) und in einer Beschleunigung der Hautalterung (siehe Kapitel 5.6.3 Hautalterung) resultieren kann.

DAS WESENTLICHE:. Ein Sonnenbrand ist das einzig direkt sichtbare Zeichen einer Schädigung der Haut durch UV-

Strahlen. Er kommt einer Verbrennung 1. bis 2. Grades gleich. Durch Einhaltung der individuellen Eigenschutzzeiten und Berücksichtigung des lokalen UVI kann – und sollte - er vermieden werden. Ein Sonnenbrand ist keineswegs ein harmloses, da vorübergehendes Ereignis. Er geht immer auch mit einer Erhöhung des Hautkrebsrisikos und einer Beschleunigung der Hautalterung einher! Ist ein Sonnenbrand bereits eingetreten ist eine weitere Besonnung unbedingtzu vermeiden.

5.6.2 Phototoxische Reaktionen

Eine Reihe von Substanzen, die wir in Form von Nahrungsmitteln oder Medikamenten zu uns nehmen, oder die wir auf die Haut auftragen, wie Pflegemittel, dekorative Kosmetik oder Parfums und Rasierwasser können die Empfindlichkeit unserer Haut gegenüber UV-Strahlen vergrößern. Unter Einwirkung von UV-Strahlen können sich leichte bis schwere Entzündungen der Haut einstellen die u. U. zu dauerhaften Pigmentstörungen führen.

Nach lokalem Kontakt mit einer solchen Substanz tritt die Entzündung örtlich begrenzt an den Stellen auf, auf die der Photosensibilisator aufgetragen und die besonnt wurden. Hat man die Substanz zu sich genommen, erscheinen Entzündungsreaktionen an den besonnten Körperpartien.

Bekannt dafür sind z. B. Johanniskrautpräparate, einige Diuretika und Antibiotika, Zitrusfrüchte, Sellerie, Herkulesstaude und einige Wiesengräser.

Auch im qualitätsbewussten Sonnenstudio wird man Sie im Beratungsgespräch auf phototoxische Reaktionen hinweisen und Sie bitten

- o sich vor dem Besonnen abzuschminken
- o mögliche Medikamenten-UV-Wechselwirkungen mit dem Arzt oder Apotheker abzuklären bzw. erst nach dem Absetzen des Medikaments mit der Besonnung zu beginnen.

Mallorca Akne: Sie tritt meist nach dem ersten intensiven Sonnenbad des Jahres auf. UV-A Strahlen erzeugen in Kombination mit fetthaltigen Sonnenschutzmitteln oder dem körpereigenen Talg freie Radikale. Diese führen zu einer Entzündungsreaktion in Form von juckenden Pusteln und Bläschen. Sie verschwindet meist von selbst, wenn man die Sonne meidet.

Um das Auftreten zu verhindern:

- o gewöhnen Sie die Haut **langsam** an die Sonne
- o vermeiden Sie fetthaltige Sonnencreme, benutzen Sie stattdessen Sonnenschutzgels und fettfreie After Sun Präparate
- o verwenden Sie Vitamin E haltige Sonnenpflegeprodukte. Vitamin E ist ein guter Radikalfänger.
- o beginnen Sie 6 Wochen vor dem Sommerurlaub Beta Carotin einzunehmen. Auch dies ist ein Radikalfänger, der sich mit der Zeit in geringen Mengen in der Haut ablagert.

DAS WESENTLICHE: Zur Vermeidung von phototoxischen Reaktionen: überprüfen Sie vor dem Besonnen den Beipackzettel der Medikamente, ob hier eine photosensibilisierende Wirkung bekannt ist, oder fragen Sie

Ihren Arzt oder Apotheker. Verzichten Sie auf Kosmetik, Parfum oder Rasierwasser und vermeiden Sie den Hautkontakt mit gewissen Pflanzen.

5.6.3 Hautalterung

Ab dem 2. bis 3. Lebensjahrzehnt beginnt die Haut zu altern. Dieser natürliche Vorgang wird durch die genetische Ausstattung des Einzelnen und durch die Umweltbedingungen, wie z. B. Rauchen oder UV-Einstrahlung beeinflusst.

Der Alterungsprozess der Haut findet im Wesentlichen in der Lederhaut statt. Hier befinden sich viele Bindegewebszellen (Fibroblasten), die faserartige Eiweiße, Kollagen und Elastin, in den Zellzwischenräumen ablagern. Dieses Netzwerk aus Kollagen und Elastin verleiht dem Gewebe Zugfestigkeit und Elastizität. Es wird ständig auf-, ab- und umgebaut. Neben der strukturgebenden Funktion dient das Bindegewebe auch als Wasserspeicher und Schutzhülle. Mit zunehmendem Alter vermehren sich die Bindegewebszellen langsamer und das Gleichgewicht zwischen Bindegewebsaufbau und -abbau verschiebt sich zu Gunsten des Abbaus. Dadurch verliert die Haut an Elastizität und Wasserspeicherkapazität. Zusätzlich nimmt der Fettgehalt in der Unterhaut ab. Unsere Haut wird schlaff und bekommt Falten.

UV-Strahlen beschleunigen die Alterung der Haut. Sie fördern die Kollagen abbauenden Prozesse. Diese Schädigungen sind nicht rückgängig zu machen und summieren sich im Lauf des Lebens. Dies bedeutet, dass die Hautalterung durch jede UV-Einwirkung vorangetrieben wird, auch wenn man durch Einhaltung der Eigenschutzzeiten den Sonnenbrand vermieden hat!

Ein weiteres Kennzeichen einer alternden Haut sind die **Altersflecken:** Auch sie werden durch die UV Strahlung gefördert. Altersflecken sind hellbraune Flecken, die meist ab dem 40. Lebensjahr und überwiegend auf den der Sonne ausgesetzten

Hautbereichen auftreten. Durch UV-Einwirkung kommt es zum unvollständigen Abbau von zellulären Fettsäuren, welchen sich dann in Form des Alterspigments Lipofuszin ablagern. Sie sind für manche kosmetisch störend, aber harmlos.

DAS WESENTLICHE: Jede UV-Exposition beschleunigt die Hautalterung – auch unterhalb der Sonnenbrandschwelle! Durch Einhaltung der Eigenschutzzeiten kann man diese Beschleunigung gering halten, aber nicht gänzlich vermeiden.

Bonusmaterial: Kollagen ist uns aus dem Alltag bekannt. Nämlich in Form von Gelatine. Sie wird aus Tierhäuten und Knochen gewonnen. Gelatine findet in unserem Leben vielfältige Anwendung. Fast jeder verwendet sie in der Küche, auch die Nahrungsmittelindustrie setzt sie im großen Umfang zur Strukturgebung in Nahrungsmitteln ein. Die Pharmaindustrie verwendet es zur Herstellung von Kapseln, in der Kosmetik findet es Anwendung in anti-aging Produkten und es findet sich als Beschichtung auf Fotodruckpapier u.v.a.m.

5.6.4 Hautkrebs

Energiereiche UV-Strahlen haben zerstörerische Wirkung auf das Erbmaterial in den Zellen. Nicht immer können die zelleigenen Reparatursysteme diese Schäden ausgleichen. Neben den erblichen Vorbedingungen stellt UV-Strahlung den bedeutendsten Risikofaktor für die Entstehung von Hautkrebs dar.

Hautkrebs (weißer und schwarzer Hautkrebs) ist in Deutschland und weltweit die häufigste Krebserkrankung in der weißen Bevölkerung. In Deutschland erkrankt jeder Achte an Hautkrebs. Die Anzahl der Neuerkrankungen (Inzidenz) pro Jahr zeigt in den letzten Jahrzehnten eine steigende Tendenz. Besonders für den schwarzen

Hautkrebs verdoppelt sich die Inzidenz in Deutschland alle 10 bis 15 Jahre [6]. Als Hauptursache gelten, neben der Früherkennungsuntersuchung (seit 2008) und der fortschreitenden Erfassung im Krebsregister (seit 2009 in Deutschland flächendeckend), ein verändertes Freizeitverhalten und die damit einhergehende zunehmende Belastung mit UV-Strahlen großer Teile der Bevölkerung.

Der Zusammenhang zwischen Hautkrebsentstehung und UV-Strahlen ist durch Experimente an Zellkulturen, Tierexperimente und epidemiologische Studien belegt. Deshalb wurde die UV-Strahlung von der International Agency for Research on Cancer (IARC) in die Klasse der krebserregenden Substanzen aufgenommen [7].

Die häufigsten Hautkrebsarten treten in der Oberhaut auf und werden nach dem Zelltyp der entarteten Zelle benannt. Wir unterscheiden 2 Arten von weißem Hautkrebs, das Basalzellkarzinom und das Plattenepithelkarzinom und den schwarzen Hautkrebs.

5.6.4.1 Basalzellkarzinom

Das Basalzellkarzinom (Basaliom) ist der häufigste Tumor der Haut. Langjährige intensive Besonnung fördert die Entartung der Zellen aus der Basalzellschicht. Es braucht Jahrzehnte um sich zu entwickeln und tritt deshalb meist um das sechzigste Lebensjahr auf. Häufig findet man es auf den „Sonnenterrassen" der Haut die direkt der UV-Strahlung ausgesetzt sind wie Gesicht, Ohren und Kopfhaut. Vielfach betrifft es Menschen, die im Freien arbeiten.

Meist beginnt es als kleiner porzellanfarbener Knoten, der von Blutgefäßen durchzogen ist. Später sinkt die Mitte des Knotens ein. Es kann aber auch in anderen Erscheinungsformen auftreten.

Das Basaliom bildet keine Metastasen, kann sich allerdings durch Haut und Knochen fressen, wenn es nicht rechtzeitig operativ entfernt wird.

5.6.4.2 Plattenepithelkarzinom

Das Plattenepithelkarzinom (Spinaliom) ist eine Entartung in der Stachelzellschicht. Es ist die zweithäufigste Krebsart. Auch hier sind meist die Sonnenterrassen betroffen und vornehmlich Personen, die jahrelang intensiver UV-Strahlung ausgesetzt waren. Meist tritt es um das 70. Lebensjahr auf.

Eine Vorstufe bildet die Aktinische Keratose. Typisch ist eine schuppige oder krustige Hautoberfläche, die sich wie Sandpapier anfühlt. Sie ist nicht bösartig und gut behandelbar. Eine weitere UV-Einstrahlung kann allerdings zur Ausbildung eines Spinalioms führen.

Das Spinaliom kann, wie das Basaliom, in das umliegende Gewebe hineinwuchern und ab einer bestimmten Größe zu Metastasen und zum Tode führen.

5.6.4.3 Schwarzer Hautkrebs

Der schwarze Hautkrebs (Melanom) entsteht durch eine unkontrollierte Vermehrung der Melanozyten. Als wichtigster Risikofaktor gilt nicht, wie bei den zwei zuvor genannten Krebsarten, die lebenslange UV Belastung sondern eine zeitweilig stark erhöhte UV-Bestrahlung wie z. B. im Urlaub oder bei häufigen Solarienbesuchen. Die Wirksamkeit der UV Strahlen ist bei hellen Hauttypen und im Kinder- und Jugendalter am gefährlichsten, da hier die Eigenschutzmechanismen der Haut nicht/noch nicht vollständig ausgebildet sind. Ganz besonders Sonnenbrände in der Kindheit stellen ein erhöhtes Risiko dar, an einem Melanom zu erkranken. Auch Personen mit mehr als 40 bis 50 Pigmentmalen, großen Pigmentmalen oder Hautkrebsfällen bei Verwandten 1. Grades tragen ein erhöhtes Risiko (siehe Kapitel 13 Risikogruppen - Ausschlusskriterien).

Das mittlere Erkrankungsalter für das Melanom liegt bei 57 Jahren. Es ist ein in der Regel braun gefärbter Tumor, der an beliebigen Körperstellen auftritt und frühzeitig Tochtergeschwülste (Metastasen) ausbildet. Wird der Tumor früh erkannt ist er überwiegend heilbar, bei später Diagnose aber oft tödlich.

Für Personen über 35 Jahren bieten die deutschen Krankenkassen seit 2008 alle 2 Jahre eine kostenlose Hautkrebsvorsorgeuntersuchung beim Haus- oder Hautarzt an. Jüngere Personen können diese Untersuchung als individuelle Gesundheitsleistung in Anspruch nehmen. Dabei wird die gesamte Haut auf verdächtige Veränderungen mit dem bloßen Auge bzw. mit einer Lupe betrachtet. Nutzen Sie dieses Angebot.

Zusätzlich können Sie selbst die Pigmentmale beobachten. Eine erste Einschätzung der Pigmentmale können sie mit der **ABCDE Regel** vornehmen. Verdächtig ist bei:

- **A** wie **Asymmetrie:** nicht symmetrisch, beispielsweise nicht rund oder oval
- **B** wie **Begrenzung:** die Ränder sind unregelmäßig, unscharf oder ausgefranzt
- **C** wie **(Color) Farbe:** unterschiedlich starke Pigmentierung, mehrfarbig
- **D** wie **Durchmesser:** größer als 2 mm
- **E** wie **Erhabenheit und Entwicklung:** neu entstanden, sich schnell vergrößernd, erhaben auf sonst flachem Grund.

Bei Unklarheiten fragen Sie Ihren Arzt!

DAS WESENTLICHE: Jede Art von UV-Bestrahlung kann das Hautkrebsrisiko erhöhen! Nach heutigem Wissensstand können folgende Vorsichtsmaßnahmen das Krebsrisiko so gering wie möglich halten:

Berücksichtigen sie die Verhaltensregel der WHO (Kapitel 3.2 UV-Index – WHO Empfehlungen)

Berücksichtigen Sie bei der Besonnungszeit Ihren HT und den lokalen UVI

Gönnen Sie Ihrer Haut Ruhepausen (Kapitel 5.5 Reparaturmechanismen - weitere körpereigene Schutzmassnahmen der Haut)

Gehören Sie einer Risikogruppe an (Kapitel 13 Risikogruppen - Ausschlusskriterien) vermeiden Sie die Besonnung

Beobachten Sie Ihre Pigmentmale. Nutzen Sie zur Beurteilung die ABCDE Regel

Nutzen die Vorsorgeuntersuchung beim Hautarzt. Klären Sie mit ihm mögliche Fragen ab.

Warum sie dennoch die Sonne nicht gänzlich meiden sollten erfahren Sie im Kapitel 14.2 Vit. D Produktion mit Hilfe von UV-Strahlen) Vitamin D Synthese.

Bonusmaterial: *Für detailliertere Information über das Thema Hautkrebs können Sie die kostenlose Informationsschrift GBE-Heft 22 "Hautkrebs" schriftlich anfordern: Robert Koch-Institut, Gesundheitsberichterstattung, Seestraße 10, 13353 Berlin, Fax*

01888 – 754-3513, E-Mail: _gbe@rki.de_. oder als PDF herunterladen :_RKI Hautkrebs Heft 22_.

6 Sonnenschutzmittel

Durch die Verwendung von Sonnenschutzmitteln kann die Eigenschutzzeit der Haut verlängert werden (siehe Kapitel 4.2 Der Hauttyp, Eigenschutzzeiten und Lichtschutzfaktor – wie hängt das zusammen?). Multipliziert man die Eigenschutzzeit mit dem auf der Sonnencreme angegebenen LSF erhält man den Zeitraum, den man in der Sonne verbringen kann, bevor ein Sonnenbrand auftritt.

Der LSF bezieht sich **definitionsgemäß nur auf die sonnenbrandauslösenden UV-B Strahlen.** Die Filterwirkung für UV-B Strahlen korreliert mit dem LSF wie in folgender Tabelle angegeben.

LSF	Schutzniveau (%)
6	83
15	93
20	95
50+	98

Aus der Tabelle wird ersichtlich, dass schon Sonnenschutzmittel mit einem mittleren LFS 15 über 90 % der UV-B Strahlen herausfiltern. Daraus ergibt sich folgende Empfehlung:

- o Für die leicht vorgebräunte Haut oder unempfindliche Haut reicht zu Beginn der Urlaubszeit LFS 20.
- o Menschen mit empfindlichem HT sollten LFS 30 oder höher wählen.
- o Für Kinder gilt während der gesamten Urlaubszeit LSF 30 oder höher.

Eine weitergehende Unterscheidung oberhalb von 98 % ist nicht sinnvoll, da sowohl bei der Anwendung des Sonnenschutzmittels als auch bei der Messung des LSF die Schwankungen zu groß werden und genaue Aussagen unmöglich machen.

Gute Sonnenschutzmittel schützen sowohl vor UV-A (Hautalterung, Hautkrebs) wie auch vor UV-B (Sonnenbrand, Hautkrebs) Strahlen und sind photostabil d. h. sie verlieren ihre Schutzwirkung nicht unter Einfluss von Licht. Achten Sie auf diese Angaben auf dem Produkt.

Sonnenschutzprodukte erzielen ihre Schutzwirkung durch physikalische und/oder chemische UV-Filter. Vielfach sind beide Filterarten kombiniert, um möglichst einen Schutz über das gesamte UV-Spektrum hinweg zu bieten.

Die chemischen Filter (häufig Abkömmlinge von Campher, Zimtsäure oder Salizylsäure) absorbieren energiereiche UV-Strahlen und wandeln sie in langwelligere Wärmestrahlung um. Sie entfalten ihre volle Wirkung erst, wenn sie in die Haut eingedrungen sind. Deshalb 20 bis 30 Minuten vor dem Sonnenbad eincremen! Chemische Filter sind nur bedingt photostabil, d. h. sie zersetzen sich innerhalb von 1 bis 3 Stunden. Folglich häufiger nachcremen! Weil chemische Filter eher Hautallergien auslösen können, wählen empfindliche Personen besser Sonnenschutzmittel mit physikalischen Filtern.

Physikalische Filter wirken durch mikroskopisch kleine Partikel (z. B. weißes Zinkoxid, Titandioxid), die das Sonnenlicht streuen und reflektieren. Titandioxid und Zinkoxid decken zusammen ein weites Spektrum an UV-A und UV-B Strahlung ab. Sie dringen nicht in die Haut ein, wirken sofort, werden aber leichter abgewaschen. Sie sind chemisch stabil d. h. zersetzen sich nicht und lösen kaum Allergien aus. Deshalb werden physikalische Filter gerne für Kindersonnencreme verwendet. Je dicker sie aufgetragen werden, desto wirksamer der Schutz. Viele Konsumenten empfinden den weißen Film auf der Haut allerdings als störend. Deshalb setzen die Hersteller diese UV-Filter nicht mehr nur als Micro- sondern nun auch als Nanopartikel (Größe von 1 – 100 nm) ein. Diese kleinen

Partikel streuen nur noch die UV-Strahlen und nicht mehr das sichtbare Licht. Die „sichtbare" Weißfärbung fällt somit weg.

Für gesunde Haut gilt die Verwendung von Nanopartikeln, wie sie z. Z. in Sonnenschutzmitteln eingesetzt werden nach derzeitigem Wissensstand als unbedenklich, da sie nicht in gesunde Haut eindringen können. Für trockene oder erkrankte Haut (z. B. Sonnenbrand) oder strapazierte Haut (z. B. Rasur) mit eingeschränkter Barriere-Funktion gilt die Datenlage allerdings als unzureichend [6]. Eine ausführliche Beurteilung der Nanopartikel in Kosmetika wird von Experten gefordert, steht aber noch aus [8]. Seit Juli 2013 müssen die Hersteller die Bezeichnung „Nano" hinter den Stoff setzen, der in Nanogröße in kosmetischen Produkten zugesetzt ist.

Der BUND für Umwelt und Naturschutz e. V. (BUND) empfiehlt, trotz der erwähnten möglichen Nebenwirkungen der UV-Filter, keinesfalls auf Sonnencreme zu verzichten. Neben Alternativen wie Schatten und textilem Sonnenschutz rät er zu Sonnenschutzmitteln der Naturkosmetik, die auf chemische Filter verzichtet und physikalische Filter in Mikro-Größe einsetzt [9]

Für einen wirksamen Schutz tragen Sie die Sonnenschutzcreme möglichst 20 bis 30 Minuten vor dem Sonnenbad großzügig auf. Großzügig bedeutet für einen Erwachsenen ca.3 Esslöffel (40 ml), d. h. für einen Tag am Strand zu viert benötigen sie beinahe eine 200 ml Sonnencreme. In diesem Fall gilt der Spruch „ Viel hilft viel" tatsächlich. Nach dem Schwimmen oder schweißtreibenden sportlichen Aktivitäten sollten Sie die Sonnencreme erneut auftragen. So kann der Schutz erneuert, allerdings nicht verlängert werden (siehe Kapitel 4.2 Der Hauttyp, Eigenschutzzeiten und Lichtschutzfaktor – wie hängt das zusammen?).

Ob Sie Creme, Lotion, Öl oder Spray wählen unterliegt Ihren persönlichen Vorlieben. Sonnenschutzmittel bestehen im Wesentlichen aus Wasser, Öl, Emulgatoren, Duftstoffen, Feuchtigkeitsspendern und UV-Filtern. Die „Zubereitung" des Sonnenschutzmittels hat u. U. einen Einfluss auf die

Pflegeeigenschaften, die Auftragbarkeit und die Haltbarkeit auf der Haut (Stichwort: Wasserfest), die UV-Schutzeigenschaften entsprechen jedoch immer dem angegebenen LSF.

Bezüglich der Verwendung von Sonnenschutzmitteln kursieren einige falsche Annahmen.

Falsch ist:

- o dass bei gebräunter Haut kein Sonnenschutz mehr nötig ist. Die Bräune bietet nur einen gewissen Schutz vor den aggressiven UV-Strahlen (siehe Kapitel 5.3 Bräune – ein körpereigener Schutzmechanismus). Dieser kann durch das Auftragen von Sonnenschutzcreme weiter erhöht werden.
- o dass Sonnenschutzcreme mit hohem LSF die Ausbildung von Bräune verhindert. Auch Creme mit einem hohen LSF lässt genügend UV-Strahlen auf die Haut auftreffen, um Bräune anzuregen. Sie bräunen lediglich etwas langsamer. Dafür ist diese Bräune langanhaltend und besser schützend, da sie in den tieferen Hautschichten erzeugt wird.
- o dass ein Selbstbräuner vor einem Sonnenbrand schützt. Selbstbräuner reagieren mit den Eiweißstoffen der Hornzellen zu einem braunen Farbstoff. Dies ist ein unvollständiger Schutz vor UV-Strahlen, da weder eine Lichtschwiele noch die Anfärbung der unteren Schichten der Oberhaut erfolgt.

6.1 Vorgaben der EU-Kommission zu Herstellerangaben für Sonnenschutzmittel

Seit 2006 gelten europaweit folgende Mindestanforderungen für Sonnenschutzmittel:

o Der Lichtschutzfaktor muss mindestens Faktor 6 betragen. Cremen mit LFS 2 oder 4 gelten nicht mehr als Sonnenschutzmittel.

o Der UV-A Schutz muss mindestens 1/3 des angegebenen LSF (der nur für UV-B Strahlung gilt) betragen: eine Sonnenschutzcreme mit angegebenen LSF von 30 muss also einen UV-A Schutz von mindestens Faktor 10 aufweisen. Erkennbar ist die Erfüllung dieser Mindestanforderung an den UV-A Schutz durch das Symbol:

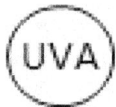

o Die Bezeichnung Sun Blocker für Sonnenschutzcremen mit einem LSF 50+ ist nicht mehr zulässig, da sie einen vollständigen Schutz vor UV-Strahlen vorspiegelt.

Des Weiteren sind die folgenden Anwendungsempfehlungen auf den Behältnissen anzugeben:

o „intensive Mittagssonne vermeiden
o vor dem Sonnen auftragen
o mehrfach auftragen, um den Lichtschutz aufrechtzuerhalten
o Sonnenschutzmittel großzügig auftragen (geringe Mengen reduzieren die Schutzleistung)
o Babys und Kleinkinder vor direkter Sonneneinstrahlung schützen
o für Babys und Kleinkinder schützende Kleidung und Sonnenschutzmittel mit hohem Lichtschutzfaktor (LSF > 25) verwenden
o auch Sonnenschutzmittel mit hohem Lichtschutzfaktor bieten keinen vollständigen Schutz vor UV-Strahlung" [10].

Das Wesentliche:

Wählen Sie die Sonnenschutzcreme mit einem LSF passend zu Ihrem HT, der beabsichtigten Sonnenbadezeit und dem vorhergesagten UVI aus.

Die durch Sonnencreme verlängerte Eigenschutzzeit gilt nur 1x am Tag!

Hautärzte empfehlen zur Schonung der Haut nur 60 % der errechneten Zeit in der Sonne zu verweilen und dann den Schatten aufzusuchen. Meiden Sie trotz Eincremens die Mittagssonne!

Cremen Sie sich rechtzeitig, großzügig und wiederholt ein!

Bedenken Sie: Sonnenschutzcreme verhindert hauptsächlich das Auftreten von Sonnenbrand, aber nicht das Auftreten von Langzeitschäden wie Hautkrebs oder Hautalterung!

Kinder benötigen grundsätzlich einen höheren LSF als Erwachsene!

__Bonusmaterial__: innerhalb der EU dürfen gemäß der Kosmetikverordnung von 2009 in kosmetischen Produkten nur UV-Filter eingesetzt werden, die im Anhang der Verordnung aufgeführt sind. Die Zulassung dieser Mittel erfolgt nach einer Risikobewertung *durch das Scientific Committee of Consumer Safety meist basierend auf Dossiers der Industrie* [6].

7 UV-Schutzkleidung

Den besten Sonnenschutz im Freien bietet entsprechende Kleidung. Insbesondere bei empfindlicher Haut z. B. Kinderhaut oder wenn Sie zu Allergien neigen, bietet UV-Schutzkleidung eine gute Alternative bzw. Ergänzung zur Sonnenschutzcreme. Aber auch das Tragen von UV-Schutzkleidung entbindet nicht von der Einhaltung der allgemeinen Sonnenschutzregeln (siehe Kapitel 3.2 UV-Index – WHO Empfehlungen).

Ungekennzeichneter Kleidung kann man die Durchlässigkeit für UV-Strahlen nicht ansehen. Normale Kleidung, besonders helle Stoffe haben meist einen LSF kleiner 10. Spezielle UV-Schutzkleidung kann dagegen bis zu 98 % der UV-Strahlen von der Haut abhalten. Es gibt mehrere prinzipielle Möglichkeiten Kleidung als UV-Schutz einzusetzen:

- o die Verwendung von besonders dicht gewebten und dunklen Stoffen mit locker sitzender Passform. Kleidungsstücke aus dunklem Polyester schützen am besten, gefolgt von Wolle, Seide und Nylon. Baumwolle, Leinen und Viskose haben meist nur einen geringeren Schutzfaktor.
- o die Imprägnierung der Stofffasern mit Lichtschutzsubstanzen
- o oder die Verwendung von Kunstfasern, die UV-Strahlen besser aufnehmen und diese mithilfe eingesponnener Mineralpartikel (z. B. Titandioxid) reflektieren.

Gleichbedeutend mit dem LSF gilt für spezielle UV-Schutzkleidung der Ultraviolet Protection Factor (UPF) als Maß für die Verlängerung der individuellen Eigenschutzzeit der Haut. Auch der UPF bezieht sich lediglich auf den Schutz vor UV-B Strahlen. Bei einem UPF von 50+ gelangen nur noch etwa 2 % der UV-B Strahlen durch die Schutzkleidung.

Beim Kauf von UV-Schutzkleidung sollten Sie nicht nur auf den angegebenen UPF achten, sondern auch auf den ausgewiesenen UV-Standard nach dem dieser ermittelt wurde:

- o   Australisch-neuseeländischer Standard
- o   Europäischer Standard
- o   UV-Standard 801: Die vorgenannten Standards messen den UPF nur an ungedehnten, trockenen Textilien im Neuzustand. Die Internationale Prüfgemeinschaft für angewandten UV-Schutz empfiehlt dagegen im UV-Standard 801 den UPF sozusagen unter „worst case" Bedingungen zu ermitteln: das gedehnte Textil, nass und nach mehrfachem Waschen. Bei der Bestimmung des UPF wird von einer maximalen Strahlungsintensität mit dem Sonnenspektrum in Melbourne am 1. Januar eines Jahres (also Sommer in Australien)) und dem empfindlichsten Hauttyp beim Träger ausgegangen. In Deutschland ist die Klassifizierung nach UV-Standard 801 üblich [11] .

UV-Schutzkleidung finden Sie u.U. in Sportgeschäften, Apotheken oder im Internet.

UV-Schutzkleidung kann aus den unterschiedlichsten Materialien wie z. B. aus Polyester, Baumwolle, Nylon oder Elastan bestehen. Die Auswahl der Materialien richtet sich meist nach dem Einsatz der Kleidung für Freizeit, zum Schwimmen oder für tropische Temperaturen.

Auf dem Markt sind Waschmittel mit Sonnenschutz erhältlich, die angeben, nach mehrmaligem Waschen, die Kleidung sonnenundurchlässiger zu machen. Meist werden dazu optische Aufheller verwendet, die UV-Strahlen absorbieren und die Energie im Bereich des sichtbaren Lichtes wieder abstrahlen. Dieser Effekt ist meist gering und funktioniert bei verschiedenen Textilien unterschiedlich gut.

DAS WESENTLICHE: Kleidung, insbesondere speziell ausgerüstete UV-Schutzkleidung ist eine gute Ergänzung bzw. Alternative zur Verwendung von Sonnenschutzcreme, insbesondere für den Schutz von empfindlicher Kinderhaut. Achten Sie auf den angegebenen UPF nach UV-Standard 801 oder auf Angaben zu dessen Stabilität in Chlor- bzw. Salzwasser.

8 Ernährung als UV-Schutz

Braun werden durch Ernährung? Theoretisch kann man auch durch den großzügigen Konsum von Karotten (3 bis 5 kg täglich) oder Betacarotin Tabletten der Haut einen leicht gelblichen bis orangen Farbton verleihen. Wir kennen diesen Effekt von „Karotten-Babys", deren Haut einen bronzefarbenen Ton annimmt, wenn sie mit viel Karottenpüree gefüttert werden.

Das enthaltene Provitamin A lagert sich in der Haut ab und wirkt dort als Radikalfänger, der die Zellen vor Stress durch Sauerstoffradikale, die während der UV-Bestrahlung entstehen, schützt. Eine Übersichtsstudie zeigt, dass bei einer mindestens 10 wöchigen Einnahme von Betacarotin, vor der Besonnung, ein gewisser Schutzeffekt vor Sonnenbrand erzielt werden kann [12].

Neben Betacarotin werden auch andere Substanzen mit einem Sonnenschutz-Effekt beworben. Hierzu zählen Präparate, die zum Beispiel Lycopin (aus der Tomate), die Vitamine A, C, E oder Astaxanthin (Carotinoid produziert von einzelligen Algen) enthalten. Studien zeigen, dass all diese Radikalfänger die Eigenschutzzeit der Haut vor Auftreten eines Sonnenbrandes lediglich verdoppeln können. Inwieweit diese Substanzen auch die Erbgutschädigung reduzieren können, ist weiterhin Thema der Forschung [13]. Klar ist, dass die Einnahme von Radikalfängern nur ein Baustein innerhalb der Maßnahmen des Hautschutzes vor UV-Strahlen darstellt. Die Wirksamkeit (maximal LSF 2) ist stark abhängig von der Dosis und der Dauer der Einnahme.

Häufig findet man diese Radikalfänger auch als Zusatz in Sonnenschutzmitteln und anderen Kosmetika, wo sie durch äußerliche Anwendung zum Hautschutz beitragen.

DAS WESENTLICHE: Die Einnahme von Radikalfängern kann die Sonnenschutzmaßnahmen (Schatten, Sonnencreme, Kleidung) ergänzen. Allerdings muss man Wochen vor der Sonnenexposition mit der Einnahme beginnen. Lassen Sie sich über Dosis und Dauer der Einnahme von Ihrem Arzt oder Apotheker beraten.

9 Kinder unter der Sonne

Kinder bedürfen besonderer Schutzmaßnahmen vor UV-Strahlung! Ihre Möglichkeiten des Eigenschutzes wie die Ausbildung von Bräune, Lichtschwiele oder Reparaturmechanismen sind erst im Ausreifen und noch nicht voll wirkungsvoll. Deshalb sind sie besonders anfällig gegenüber Schädigungen durch UV-Strahlen [14]. Die Hauttypbestimmung (siehe Kapitel4.1 Hauttypbestimmung) kann für Kinder nicht angewandt werden. Kinder gelten generell als HT I oder II.

Natürlich sollen sich Kinder regelmäßig und ausgiebig im Freien bewegen. Der Aufenthalt im Schatten bzw. die Verwendung von entsprechender Kleidung gelten als 1. Wahl der UV-Schutzmaßnahmen für Kinder. Kinderärzte empfehlen: Säuglinge und Kinder unter 2 Jahren gehören generell nicht in die pralle Sonne! Zusätzlich sollten sie durch Kleidung (Sonnenhut, langärmliges T-Shirt, spezielle Sonnenschutzkleidung, Sonnenbrille, UV dichter Sonnenschirm) geschützt werden. Achten Sie besonders auf den Schutz der Sonnenterrassen wie Nase, Ohren, Schultern, Nacken und Fußrücken. Insbesondere in der Mittagszeit zwischen 11 und 15 Uhr sollte die Sonne konsequent gemieden werden. Benutzen Sie hypoallergene, parfumfreie Sonnencreme mit hohem LSF (ab LSF 25) [15].

Vermeiden Sie Sonnenbrände. Zahlreiche Studien belegen, dass die Zahl der Sonnenbrände in der frühen Kindheit ausschlaggebend für die Entwicklung von Melanomen sein kann [16].

Die Kindheit und Jugend ist auch der richtige Zeitpunkt, den verantwortungsvollen Umgang mit der Gesundheit im Allgemeinen und die Möglichkeiten der Reduzierung der UV-Schädigung im Speziellen zu erlernen. Gehen Sie mit gutem Beispiel voran.

Zu ihrem eigenen Schutz ist Jugendlichen unter 18 Jahren die Benutzung von Solarien untersagt.

10 Schwangerschaft & Klimakterium

Weder Schwangerschaft noch das Klimakterium ist eine Krankheit! Deshalb gibt es auch keinen generellen Grund, die Sonne oder das Solarium generell zu meiden. Allerdings kann durch die hormonelle Veränderung die Haut empfindlicher auf UV Strahlen reagieren als gewöhnlich. So kann es zum Beispiel schneller zum Sonnenbrand oder zu unschönen Pigmentflecken kommen. Manche Frauen stellen nach einer Schwangerschaft oder der hormonellen Umstellung der Menopause fest, dass sie eine empfindlichere Haut und damit einen niedrigeren HT haben als früher.

11 Das Auge als Wirkort der UV-Strahlen

Das menschliche Auge ist ein optischer Apparat, der die Lichtstrahlen auf der Netzhaut im Augenhintergrund bündelt. Dort werden sie von Lichtsinneszellen in elektrische Impulse umgewandelt. Unser Gehirn generiert aus diesen Impulsen ein Abbild der Umwelt. Die Lichtsinneszellen reagieren auf elektromagnetische Schwingungen im Wellenlängenbereich von 400 nm bis 800 nm. Dies ist das für uns das „sichtbare" Licht. Elektromagnetische Schwingungen mit anderen Wellenlängen wie z. B. UV oder Infrarot Strahlen können wir nicht „sehen", weil die Lichtsinneszellen dazu nicht eingerichtet sind.

Der Augapfel liegt gut geschützt in der Schädelhöhle. Der kleine, der Außenwelt zugängliche Bereich kann durch die Augenlider schützend bedeckt werden.

Folgen wir nun einem Lichtstrahl vom Eintritt in das Auge bis zu seinem Auftreffen auf der Netzhaut:

o Als erstes durchdringt der Lichtstrahl die **Hornhaut**. Die Hornhaut ist formstabil nach außen gewölbt, durchsichtig und wesentlich an der Lichtbrechung beteiligt.

o Die Bindehaut ist ebenfalls durchsichtig. Sie kleidet die Innenseiten des Augenlides aus und bedeckt den sichtbaren Teil des Augapfels bis zur Hornhaut. Ihre Aufgabe ist die Tränenflüssigkeit über der Hornhaut zu verteilen und das Auge feucht zu halten.

o Hinter der Hornhaut liegt die **Iris**. Sie wird auch Regenbogenhaut genannt, da sie bei jedem Menschen individuell gefärbt ist. Die Iris arbeitet wie eine Blende. Sie reguliert die Größe der Pupille und bestimmt so den Lichteinfall durch die Linse.

o Die **Linse** ist am Ziliarmuskel befestigt. Mit Hilfe dieses Muskels kann sie sich unterschiedlich wölben und damit unterschiedliche Brechungswinkel erzeugen. Durch diese Beweglichkeit können Gegenstände in der Ferne, wie auch in der Nähe scharf auf der Netzhaut abgebildet werden.

o Der **Glaskörper** macht den Großteil des Augapfels aus. Er besteht aus einer gelartigen Flüssigkeit und dient der Formstabilität des Auges. Er wird von der **Lederhaut** umschlossen. Man sieht sie auf der Vorderseite des Auges als das „Weiße" des Auges.

o Die **Netzhaut** liegt der Hornhaut gegenüber im Augenhintergrund und kleidet einen Großteil der Innenseite des Augapfels aus. In ihr liegen die Lichtsinneszellen. Es gibt 2 Arten von Lichtsinneszellen: **Stäbchen** und **Zapfen**. Die Zapfen sind für das Farbsehen zuständig. Es gibt 3 Untergruppen. Sie reagieren jeweils auf unterschiedliche Wellenlängen des sichtbaren Lichtes: rot, grün und blau. Die Stäbchen sind für das Schwarz-Weiß Sehen zuständig. Sie sind zahlreicher und deutlich lichtempfindlicher als die Zapfen. Sie ermöglichen das Wahrnehmen von nur geringen Lichtmengen. Allerdings nur in Schwarz-Weiß. Deshalb „sind Nachts alle Katzen grau". Hinter der Netzhaut befindet sich die **Aderhaut**, welche die Netzhaut mit frischen Blut versorgt.

11.1 Körpereigene Schutzmechanismen des Auges

Es ist hinlänglich bekannt, dass zu viel Sonnenlicht die Haut schädigen kann. Es ist uns aber weniger bewusst, dass UV-Strahlung, sowie sichtbares Licht und Infrarotstrahlung die Augen ebenfalls schädigen können.

Unbewusst allerdings reagiert unser Körper auf hohe Dosen von sichtbarem Licht (400 – 780 nm) mit diversen Schutzmechanismen wie z. B.: der Engstellung der Pupillen, vermehrtem Lidschlag, Zukneifen der Lider und dem automatischen Wegdrehen des Kopfes von der Lichtquelle. Im Umkehrschluss heißt dies aber nicht, dass sichtbare Lichtquellen oder unsichtbare UV-Strahlen, die keine der beschriebenen Schutzreaktionen auslösen, automatisch unbedenklich sind. Jede starke Lichtquelle kann bei Langzeitwirkung eine Schädigung am Auge auslösen.

11.2 Schädigung des Auges durch UV-Strahlen

Schädigung der Bindehaut: UV-B Strahlen können eine Bindehautentzündung hervorrufen. Diese Konjunktivitis äußert sich durch Rötung des Auges, evtl. verklebte Augenlider und Schmerzen. Es fühlt sich an wie „Sand im Auge". Üblicherweise heilt sie innerhalb von ein paar Tagen ab. Da eine Bindehautentzündung aber auch andere Ursachen haben kann, wie z. B. eine Infektion ist eine Abklärung durch den Augenarzt auf jeden Fall sinnvoll.

Schädigung der Hornhaut: Auch die Hornhaut wird durch UV-B Strahlung geschädigt. Eine Photokeratitis tritt allerdings seltener auf als eine Bindehautentzündung. Absterbende Zellen auf der Hornhautoberfläche reizen die darunter liegenden freien Nervenendigungen was zu starken Schmerzen und zum vorübergehenden Sehverlust führen kann. Bekannt ist dieses Phänomen z. B. in Form der sogenannten Schneeblindheit. Sie tritt ein, wenn man - ohne Augenschutz - bei Sonneneinstrahlung beispielsweise über ein Schneefeld wandert. Die Symptome treten typischerweise nach 3 bis 8 Stunden nach Schädigung auf. Meist ist sie vorübergehend, da die geschädigten Zellen innerhalb von Tagen nachgebildet werden. In extrem schweren Fällen kann die Hornhaut jedoch auch dauerhaft eintrüben und eine Transplantation notwendig werden lassen.

Schädigung der Augenlinse: Ca. 66 % der UV-A und 55 % der UV-B Strahlung durchdringen die Hornhaut und werden von der Augenlinse absorbiert. Die Strahlung verändert die Eiweißstoffe in der Linse und es kommt zur Klumpenbildung. Außerdem lagern sich Pigmente in der Linse ein. So verliert die Linse an Durchsichtigkeit. Man spricht vom grauen Star bzw. Katarakt. Die Schädigungen addieren sich im Laufe des Lebens. Laut WHO gilt UV-Strahlung als eine der Hauptursachen für die Linsentrübung, neben dem fortschreitenden Alter, Diabetes und Rauchen [17]. Eine getrübte Linse kann sich nicht regenerieren sondern muss operativ durch ein Linsenimplantat ersetzt werden.

Schädigung der Netzhaut: 1 – 2 % der UV-A und UV-B Strahlung erreichen die Netzhaut. Besonders UV-A Strahlen aber auch Strahlen des sichtbaren Lichtes mit kurzer Wellenlänge (blaues Licht) begünstigen die Entstehung von freien Radikalen, was die Zerstörung der Netzhaut begünstigt. Diese Prozesse summieren sich im Laufe des Lebens. Abgestorbene Netzhautzellen können weder regeneriert noch transplantiert werden, d. h. es drohen Gesichtsfeldausfälle oder gar der totale Verlust des Augenlichts!

11.3 Schutzmaßnahmen für das Auge

Vorbeugung ist der beste Schutz im Zusammenhang mit optischen Strahlenschäden im Auge!

Durch Ausprobieren können wir selbst überprüfen, ob eine Sonnenbrille ausreichend vor übermäßiger Helligkeit und Blendung schützt. Ob sie auch über einen zuverlässigen UV-Schutz verfügt, können wir ausschließlich an der Kennzeichnung **„UV400" oder „100 % UV-Schutz"** ablesen. In der Regel ist auf diese Kennzeichnung auch bei günstigen Modellen Verlass, wenn man sie bei einem seriösen Händler ersteht. Achten Sie auch auf guten Sitz der Sonnenbrille, sie sollte möglichst um die Augen gebogen sein und nur einen geringen Spalt lassen, zwischen dem Kopf des Trägers und dem Brillenglas.

Sonnenbrillen besitzen verschiedene **Tönungsstufen** (Cat. 1-4). Diese beziehen sich auf die Reduzierung der Helligkeit und sind unabhängig vom UV-Schutz. Achtung: Die stärkste Tönung (Cat. 4) ist im Straßenverkehr nicht zugelassen, da sie das gute Sehen zu stark beeinträchtigt.

Besonders beim Aufenthalt auf reflektierenden Flächen wie Schnee oder Wasser sollte das Brillengestell auf allen Seiten des Kopfes gut abschließen, da hier das Licht von überall auf das Auge auftreffen kann. Für Wanderer oder Skifahrer gibt es für diesen Zweck extra Gletscherbrillen. Hier ist Tönungsstufe 4 sinnvoll.

Material (Glas oder Kunststoff) oder Färbung der Brillengläser haben ebenfalls keinen Einfluss auf den UV-Schutz der Brille. Die

Färbungen Braun oder Grau sind für gutes Sehen ideal. Braun bietet darüber hinaus auch etwas Schutz vor blauem Licht.

Auch im Sonnenstudio genügt eine normale Sonnenbrille nicht. Aufgrund der starken Reflexion der UV-Strahlen unter der Sonnenbank wird das qualitätsbewusste Sonnenstudio Ihnen eine **UV-Schutzbrille** anbieten. Ebenso wenig reicht hier das Schließen der Augenlider, um das Eindringen der UV-Strahlen gänzlich zu verhindern.

Kontaktlinsen bieten auch in dem Fall, dass sie mit einem UV-Filter ausgestattet sind, nur unzureichenden Schutz vor UV-Strahlung, da sie nur einen Teil des Auges bedecken. Bindehaut und Lider bleiben ungeschützt. Benutzen Sie zusätzlich eine Sonnenbrille.

11.4 Bevölkerungsgruppen mit besonderen Belastungen

Besondere **Berufsgruppen**, wie Menschen, die beruflich starker Sonnenstrahlung ausgesetzt sind, wie z.B. Landwirte, Bauarbeiter und Berghüttenpersonal, sollten besonders auf den Schutz ihrer Augen achten und geeignete Sonnenbrillen verwenden.

Schweißer und Personen, die mit glühenden Materialien hantieren, sind besonders gefährdet und benötigen einen speziellen Augenschutz.

Patienten, die photosensibilisierende Medikamente einnehmen, oder Diabetiker können eine erhöhte Empfindlichkeit der Augen gegenüber Sonnenstrahlen aufweisen. Besprechen Sie dies mit Ihrem Arzt.

Kinder-Augen sind durch Sonnenstrahlen besonders gefährdet, da diese noch besonders klare Linsen ohne den Schutz von Trübungen besitzen. Kinder sollten direkte Sonneneinstrahlung weitestgehend meiden und möglichst früh an das Tragen von geeigneten Sonnenbrillen gewöhnt werden.

DAS WESENTLICHE: UV-Strahlung kann am Auge sowohl kurzfristige (Binde- und Hornhautentzündung) als auch langfristige (Linsentrübung und Netzhautzerstörung) Schäden hervorrufen. Das lässt sich leicht durch die Verwendung von Sonnenbrillen mit der obengenannten Kennzeichnung für UV-Schutz vermeiden! Nutzen Sie nicht nur Ihr persönliches Blendempfinden um eine Sonnenbrille aufzusetzen, sondern auch die Vorhersagen des UVI (3.2 UV-Index – WHO Empfehlungen). Gehen Sie mit gutem Beispiel voran und gewöhnen Sie Ihre Kinder frühzeitig an das Tragen von Sonnenbrillen.

12 Das Immunsystem als Wirkort der UV-Strahlen

Das Immunsystem ist ein komplexes, überlebenswichtiges Verteidigungssystem aus verschiedenen Zellen und löslichen Signalstoffen, dass zwischen körpereigenen und körperfremden Strukturen unterscheidet. Seine Aufgabe ist die Vernichtung von körperfremde Mikroorganismen oder auch von entarteten, körpereigenen Krebszellen. Immunzellen patrouillieren besonders an unseren Außengrenzen zur Umwelt, wie der Haut oder dem Darm. Dort wehren sie Eindringlinge und Schadstoffe ab. Bei den Patrouillen in der Haut können sie von UV-Strahlen in Mitleidenschaft gezogen werden.

Die Wirkungen von UV-Strahlen auf das Immunsystem sind vielfältig und komplex. Viele wissenschaftliche Untersuchungen zeigen, dass es in Folge von UV-Bestrahlungen zu einer Schwächung des Immunsystems kommt [18]. Andererseits gibt es auch Hinweise, dass eine wohldosierte Anwendung von UV-Strahlen einen positiv regulierenden Effekt auf das Immunsystem hat. Dies macht man sich bei der Therapie bestimmter Erkrankungen zu Nutze. Für einige Hauterkrankungen wie z. B. Neurodermitis ist die Behandlung mit UV-A und/oder UV-B Strahlen eine anerkannte Therapieform in den Händen des Hautarztes (siehe Kapitel 15 Weitere therapeutische Anwendungen der UV-Strahlung).

DAS WESENTLICHE: Vermeiden Sie ausgiebige Sonnenbäder, wenn Sie sich kränklich fühlen. UV-Strahlen können Ihr Immunsystem schwächen und dies kann zu einer Verstärkung der Krankheitssymptome führen. Im Zweifelsfall fragen Sie Ihren Arzt.

13 Risikogruppen - Ausschlusskriterien

Innerhalb der Bevölkerung gibt es Personengruppen, die u.U. ein erhöhtes Risiko tragen, durch UV-Strahlen geschädigt zu werden. Epidemiologische Studien und experimentelle Untersuchungen ergaben, dass manche Personen besonders vorsichtig mit UV-Strahlen umgehen sollen. Die im Folgenden aufgeführten Kriterien werden gemäß der seit 2012 gültigen UV-Schutzverordnung in zertifizierten Sonnenstudios während des Kundenberatungsgespräches abgefragt. Sollte der Kunde eines dieser Kriterien (Ausschlusskriterien) erfüllen, wird das Fachpersonal des Sonnenstudios von einer Besonnung, generell oder vorübergehend, abraten. Es werden sogenannte permanente und vorübergehende Ausschlusskritierien unterschieden.

- o **Permanente Ausschlusskritierien** sind im Allgemeinen unveränderbar wie z. B. HT.
- o Die **vorübergehenden Ausschlusskriterien** treten im zeitlich begrenzten Rahmen auf z. B. die Einnahmen von photosensibilisierenden Medikamenten (siehe Kapitel 5.6.2 Phototoxische Reaktionen). Sind diese vorübergehenden Kriterien nicht mehr vorhanden, kann besonnt werden.

Da diese Ausschlusskriterien auch bei der Bestrahlung mit der natürlichen Sonne durchaus bedenkenswert (im Sinne einer Risikominimierung) sind, führe ich sie hier in einem eigenen Kapitel auf. Sollten Sie eines oder mehrere dieser Kriterien erfüllen, könnten Sie zu dem Personenkreis gehören, der bereits ein erhöhtes Risiko einer Schädigung durch UV-Strahlen trägt. Seien Sie unter diesen Umständen auch unter der natürlichen Sonne besonders vorsichtig bzw. meiden Sie die Bestrahlung gänzlich. Bei offenen Fragen wenden Sie sich an Ihren Haus-/Haut-Arzt.

13.1 Einschub: Was ist eigentlich ein Risiko?

Wir verwenden alle den Begriff Risiko – beinahe alltäglich, ohne näher darüber nachzudenken. Dennoch ist es hilfreich sich kurz zu überlegen, was dieser Begriff aussagt. Ein Risiko beschreibt die **Wahrscheinlichkeit**, mit der ein meist negatives Ereignis (Schaden) eintritt. Eine positive Eintrittswahrscheinlichkeit würden wir als Chance (z. B. auf einen Lottogewinn) bezeichnen. Wenn wir mehrere Lottoscheine ausfüllen, erhöhen wir die Wahrscheinlichkeit eines Gewinnes. Wenn wir im Auto den Sicherheitsgurt anlegen und uns an die Verkehrsregeln halten, verringern wir die Wahrscheinlichkeit, dass jemand im Straßenverkehr zu Schaden kommt. Wollen wir einen Zahlenwert für die Eintrittswahrscheinlichkeit, können wir ihn in seltenen Fällen, z. B. den Lottogewinn berechnen. Häufig müssen wir uns aber, wie im Beispiel des Straßenverkehrs, mit statistischen Daten begnügen. In der Gruppe der Benutzer von Sicherheitsgurten werden weniger Personen (geringeres Risiko) schwere Schäden bei einem Unfall davon tragen, als in der Gruppe der Gurtmuffel. Dennoch ist das Risiko in der Gruppe der Gurtnutzer niemals Null, d. h. einige werden, trotz Gurt, einen Schaden erleiden. Außerdem man kann nicht vorhersagen, wen aus der Gruppe es treffen wird. Obwohl diese Risikoaussagen also eine „Unschärfe" besitzen, lohnt es sich dennoch sie in Erwägung zu ziehen denn: **Das Wissen über Gefahren und Risiken (der UV-Strahlung) und nützliche Schutzmaßnahmen versetzt uns in die Lage die Eintrittswahrscheinlichkeit einer Schädigung zu verringern.**

13.2 Permanente Ausschlusskritierien

- o **Empfindliche Hauttypen I und II.** Ein ausreichender Aufbau an Eigenschutz in Form von Bräune oder Lichtschwiele ist nicht möglich.
- o Personen mit **mehr als 50 Muttermalen oder auffälligen, atypischen Leberflecken** (asymmetrisch, unterschiedliche Pigmentierung, unregelmäßige Begrenzung). Muttermale sind statistisch gesehen ein möglicher Ausgangspunkt für Melanome.
- o Ihre Haut weist **auffällige, scharf begrenzte entfärbte Bereiche auf (Scheckhaut).** Pigmentstörungen deuten auf einen verminderten Eigenschutz der Haut hin.

o Personen, die **als Kind häufig einen Sonnenbrand** erlitten. Laut Statistik zeigt diese Personengruppe ein erhöhtes Hautkrebsrisiko.

o Personen, die an **Hautkrebs oder einer Vorstufe** davon leiden. Sie sollten die UV-Strahlen gänzlich meiden.

o Personen, die **Verwandte 1. Grades (Eltern, Kinder) haben, die an Hautkrebs** erkrankt sind. Sie können erblich belastet sein und deshalb bereits ein erhöhtes Hautkrebsrisiko tragen.

13.3 Vorübergehende Ausschlusskriterien

Vorübergehende Ausschlusskriterien sind zeitlich begrenzt wie z. B. Sonnenbrand oder änderbar, wie z. B. die Entfernung von Schminke. Es gibt folgende vorübergehende Ausschlusskriterien:

o Sie leiden aktuell unter einem **Sonnenbrand.** Geben Sie den Reparaturmechanismen Zeit zum Arbeiten. Gönnen Sie der Haut eine Erholungspause.

o Sie sind **geschminkt oder haben Parfum/Rasierwasser** aufgelegt. Entfernen Sie dekorative Kosmetik oder Duftwässer, mindestens 2 Stunden vor dem Sonnenbad. Es können phototoxische Reaktionen ausgelöst werden (siehe Kapitel 5.6.2 Phototoxische Reaktionen).

o Sie leiden unter einer **Hauterkrankung**. Besprechen Sie dies mit Ihrem Arzt. Die verschiedenen Hauterkrankungen können sowohl positiv als auch negativ auf UV-Strahlen reagieren.

o Sie nehmen **Medikamente** ein. Überprüfen Sie den Beipackzettel auf phototoxische Nebenwirkungen bzw. fragen Sie Ihren Arzt oder Apotheker.

o Sie fühlen sich gerade **kränklich, weil z. B. eine Erkältung** sich ankündigt. Warten Sie, bis sie sich wieder fit fühlen. Unter Umständen. kann die UV-Strahlung das Immunsystem weiter schwächen und es kommt zu einer Verstärkung der Krankheitssymptome (siehe Kapitel 12 Das Immunsystem als Wirkort der UV-Strahlen).

14 UV-Strahlen und Vitamin D Spiegel

Vitamin D (Vit. D) ist ein Sammelbegriff für mehrere fettlösliche Verbindungen. Im Gegensatz zu anderen Vitaminen kann unser Körper einen Großteil des benötigten Vit. D selbst herstellen. Deshalb ist dieser historisch entstandene Begriff eigentlich nicht mehr zutreffend. Heute würde man es eher als Hormon bezeichnen. Da zu seiner Synthese auch Sonnenlicht benötigt wird, findet man auch die Bezeichnung Sonnen-Hormon.

14.1 Wirkungsweisen

Vit. D wird vor allem für einen gesunden Knochenaufbau (Calcium– und Phosphatstoffwechsel) benötigt. Es sorgt dafür, dass Calcium aus der Nahrung besser aufgenommen werden kann und unterstützt seinen Einbau in die Knochen. Darüber hinaus werden immer vielfältigere Wirkungsweisen offenbar. Es beeinflusst die Zellvermehrung und Zellausreifung und unterstützt auch das Immunsystem. In der Diskussion ist der Einfluss von Vit. D auf das Herz-Kreislauf-System, seine Rolle in der Bekämpfung von Krebs oder bei chronischen Erkrankungen wie Diabetes. Bei vielen Studien ist die Datenlage bis jetzt aber noch nicht eindeutig. Aus einem zeitlichen Zusammenfallen (Koinzidenz) zweier Beobachtungen (z. B. Diabetespatienten haben oft einen niedrigen Vit. D Spiegel) kann man nicht automatisch auf einen ursächlichen Zusammenhang schließen! Ist der niedrige Vit. D Spiegel nun Ursache oder Folge von Diabetes? In Bezug auf die genaue Aufklärung der Wirkungsweise von Vit. D und seiner vielzähligen Zwischenformen müssen wir der Forschung wohl noch etwas Zeit geben.

Ein Mangel an Vit. D wie er z. B. in der aufkommenden Industriegesellschaft des 18. Jahrhunderts in England vorherrschend war, führt zur Ausbildung einer Rachitis (die „englische" Krankheit). Ohne Vit. D können die Knochen nicht die richtige Festigkeit erlangen und verformen sich. In Ländern mit einer schlechten Ernährungssituation (Mangel an Calcium, Phosphat oder/und Vit. D) tritt diese typische Armutserkrankung auch heute noch auf.

14.2 Vit. D Produktion mit Hilfe von UV-Strahlen

Bei ausreichender Sonnenbestrahlung werden ca. 90 % des benötigten Vit. D durch den Körper selbst produziert. Ausgehend von einem Cholesteringrundgerüst werden Vorläuferstufen in Niere und Leber hergestellt. In der Haut wird durch UV-Strahlen aus der Vorläufersubstanz Provitamin D3 das sogenannte Prävitamin D3 umgeformt. Daraus wird die aktive Form des Vit. D auch genannt Calcitriol (gleichbedeutend: Vitamin D3 oder 1,25 Dihydroxy Vitamin D) gebildet.

14.2.1 Wieviel UV-Strahlung ist für eine ausreichende Versorgung notwendig?

Das Wirkungsmaximum der UV induzierten Vit. D Synthese liegt bei einer Wellenlänge von 295 nm. Dies ist der sonnenbranderzeugende und erbgutschädigende UV-B Bereich. Die UV-A Strahlung jenseits der Wellenlängen von 315 nm trägt praktisch nichts zur Vit. D Bildung bei. **Das Wirkungsmaximum der Vit. D Synthese im UV-B Bereich macht klar, dass positive wie negative biologische Wirkungen der UV-Strahlen untrennbar miteinander verbunden sind!**

Besonnungszeiten innerhalb der individuellen Eigenschutzzeit (siehe Kapitel 4.2 Der Hauttyp, Eigenschutzzeiten und Lichtschutzfaktor – wie hängt das zusammen?) der Haut gelten als ausreichend für die über die Sonne induzierte Vit. D Bildung [19]. Ein Sonnenbrand ist auch bei gewünschter Vit. D Synthese zu vermeiden. Durch längere Besonnungszeiten kann die Vit. D Synthese in der Haut übrigens nicht beliebig gesteigert werden. Die Haut vermeidet eine Überdosierung von Vit. D durch die Umwandlung des Prävitamin D in inaktive Formen. Die Befürchtung, dass durch das Auftragen von Sonnenschutzmitteln die Vit. D Synthese verhindert wird, gilt als unbegründet. Auch Sonnenschutzcreme mit hohem LSF lässt immer noch einen gewissen Anteil an UV-B Strahlung in die Haut eindringen. Abgesehen davon wird der Sonnenschutz meist nicht in ausreichender Menge und in wiederholtem Maße eingesetzt.

Natürlich spielen der lokale UVI und alle Einflüsse darauf (siehe Kapitel 3.1 Einflüsse auf die natürliche UV-Strahlung), die persönliche Lebensweise, der HT und das Alter der Person eine entscheidende Rolle bei der individuellen Fähigkeit Vit. D zu bilden. Auch die jahreszeitliche Syntheserate kann sich in unseren Breiten um den Faktor 40 zwischen Sommer und Winter unterscheiden. Allerdings kann Vit. D in „guten Zeiten" (Sommer) im Fettgewebe und im geringerem Maße auch im Muskelgewebe für ca. 2 Monate gespeichert werden [6].

14.3 Vit. D Aufnahme über die Ernährung

Alternativ können wir Calcitriol auch mit der Nahrung zu uns nehmen. Fettreiche Kaltwasserfische wie Hering, Sardine und Lachs oder der früher allseits bekannte Lebertran (gewonnen aus Fischleber) sind gute Vit. D Quellen. Wer keinen Fisch mag, kann auch auf Milchprodukte und Eier ausweichen. Allerdings liegt ihr Vit. D Gehalt weit unter dem der Fettfische. Auf der Website Nährwertrechner/Vitamine kann man den Vitamingehalt von Nahrungsmitteln nachschlagen. Im Handel sind auch mit Vit. D angereicherte Nahrungsmittel wie z. B. Margarine, Speiseöle oder Frühstücksflocken erhältlich. Nur bei exzessiver Einnahme von Vit. D Präparaten ist eine Überdosierung denkbar. Folgen können die Entstehung von Nierensteinen oder eine Nierenverkalkung sein.

Der Vit. D Gehalt in Nahrungsmitteln bzw. Nahrungsmittelergänzungsstoffen wird häufig in Units oder µg angegeben (1 UI = 0,025 µg bzw. 1 µg = 40 UI).

Besonders im Kindes- und Jugendalter, wo ca. 90 % der maximalen Knochenmasse aufgebaut wird, ist auf eine ausreichende Vit. D Versorgung (400 UI/Tag) zu achten. In Deutschland, der Schweiz und Österreich erhalten Babys im ersten Lebensjahr zur Vorsorge Vit. D Tabletten.

Eine Stellungnahme zur Vit. D Versorgung der Ernährungskommission der Deutschen Gesellschaft für Kinder- und Jugendmedizin (DGKJ) in Zusammenarbeit mit der

Arbeitsgemeinschaft Pädiatrische Endokrinologie aus dem Jahr 2011 gibt folgende Empfehlung:

„Aktuelle nationale und internationale Publikationen beschreiben eine suboptimale Vitamin-D-Aufnahme bzw. einen unzureichenden Vitamin-D-Status in allen Altersstufen......Sinnvolle Maßnahmen zur Erreichung eines verbesserten Vitamin-D Status sind: geschützte Sonnenlichtexposition, intensive Bewegung (mindestens 1 h täglich) im Freien, und Erhöhung der Vitamin D-Zufuhr durch Supplemente. Ein besonderes Augenmerk ist auf Risikogruppen (vegetarisch ernährte Kinder, Migranten, Personen mit limitierter Sonnenlichtexposition, chronisch Kranke) zu legen, bei denen regelmäßige Kontrollen des 25-Hydroxyvitamin-D-Spiegels im Serum erwogen werden sollen.....Eine Sonnenexpositionsdauer in den Monaten April bis September von 5–30 min 2-mal pro Woche zwischen 10 und 15 Uhr mit unbedecktem Kopf, freien Armen und Beinen ist zur adäquaten Vitamin-D-Produktion im Kindes- und Jugendalter (Hauttyp 2 und 3) ausreichend und wird unter der Prämisse der Vermeidung von Sonnenbrand als effektivste Form der Verbesserung des Vitamin-D Status empfohlen" [20].

14.4 Diagnostische Verfahren zu Messung im Blut

Zur Bestimmung des Vit. D Spiegels im Blut wird meist die Vit. D Zwischenform 25(OH)D herangezogen. Es gibt zwei diagnostische Verfahren (HPLC, Antikörpertest) zur Bestimmung des 25(OH)D Spiegels. Der HPLC Test gilt als der genauere. Beide Tests sind noch nicht standardisiert, d. h. sie können sich in ihren Ergebnissen erheblich unterscheiden und sind daher kaum vergleichbar. Möchten Sie Ihren Vit. D Spiegel bestimmen lassen, sollten sie immer dasselbe Testverfahren auswählen, damit Sie die Vorher/Nachher-Werte (bei Einnahme von Vit. D Präparten) auch vergleichen können.

14.5 Normwerte und Einheiten

Der 25(OH)D Gehalt im Blut wird in den Einheiten nmol/L oder ng/ml angegeben (Umrechnung: 2,5 nmol/L = 1 ng/ml).

Über die erstrebenswerte, gesunde Vit. D Konzentration im Blut gibt es z. Z. keine einheitlichen Angaben. Die Deutsche Gesellschaft für Ernährung (DGE) erachtet einen 25(OH)D Gehalt im Blut von 50 nmol/L als ausreichend. Das Optimum liegt oberhalb von 75 nmol/L [21]. Andere Autoren halten noch höhere Spiegel für erstrebenswert. Legt man die Werte der DGE als Normwert zugrunde, gelten ca. 60 % der deutschen Bevölkerung als unterversorgt [6]. Die Allermeisten sind allerdings völlig symptomlos. Fachleute führen heftige Diskussionen, ob und inwieweit der Vit. D Spiegel an den Normwert (welchen?) herangeführt werden soll. Deshalb können hier auch keine genauen Empfehlungen dazu ausgesprochen werden.

DAS WESENTLICHE: Es gibt 2 Möglichkeiten, den Vit. D Spiegel im Blut zu beeinflussen: die Ernährung bzw.
Nahrungsmittelergänzungsstoffe und die Sonnenexposition der Haut. Hier sind Vit. D Synthese und hautschädigenden Wirkungen untrennbar miteinander verbunden. Um die Eigensynthese von Vit. D sicherzustellen, genügt im Allgemeinen eine UV-Exposition, welche die Eigenschutzzeit der Haut nicht überschreitet. Darüber hinaus ist das mit der Nahrung zugeführte Vit. D in seiner Wirkungsweise identisch und somit eine gefahrlose Alternative [19].

Aufgrund der Vielzahl der Einflussfaktoren auf die Vit. D Synthese und der Unklarheit über die Höhe eines gesunden Vit. D Spiegels im Blut kann die Wissenschaft z. Z. keine eindeutigen Aussagen und exakten Empfehlungen aussprechen, die sich in klaren Zahlen ausdrücken lassen: wieviel Vit. D bei welchem HT, in Abhängigkeit des UVI und der Größe der exponierten Hautfläche, eingecremt oder nicht, hergestellt wird und welcher Vit. D Spiegel im Blut genau anzustreben ist [6]. So lange dieser etwas unbefriedigende Zustand der Unklarheiten anhält halten Sie sich an die obigen Empfehlungen der DGKJ bzw. befragen Sie ihren Arzt.

15 Weitere therapeutische Anwendungen der UV-Strahlung

Neben der UV induzierten Vit. D Synthese werden UV-Strahlen auch zur Therapie von Hauterkrankungen eingesetzt. Gemäß dem Gesetzgeber ist die therapeutische Anwendung von UV-Strahlen allerdings ausschließlich medizinischen Einrichtungen vorbehalten. Von einer Selbsttherapie mit Hilfe von UV-Lampen für den heimischen Gebrauch wird abgeraten! Auch in einem qualitätsbewussten Sonnenstudio wird man Sie vor der Besonnung einer Hauterkrankung um Rücksprache mit dem Arzt bitten. Nicht jede Hauterkrankung kann mit (jedweder) UV-Strahlung therapiert werden. Bei laienhafter Anwendung kann eine Verschlimmerung der Symptome nicht ausgeschlossen werden.

Schuppenflechte (Psoriasis vulgaris) ist eine weit verbreitete, meist genetisch bedingte Hautkrankheit. Die **Breitspektrum-UV-B-Therapie** ist die ursprüngliche, etwas ältere Therapieform. Hier kommt das komplette Spektrum des UV-B Bereichs zur Anwendung. Als Weiterentwicklung gilt die **Schmalspektrum UV-B Therapie**. Durch den gezielten Einsatz einer Wellenlänge von 311 nm kann die Therapie mit geringeren Hautbelastungen durchgeführt werden. In der **PUVA-Therapie** (Psoralen mit UV-A) werden photosensibilisierende Stoffe (Psoralene) als Wirkverstärker (äußerlich oder in Form von Tabletten) eingesetzt. Sie steigern die Lichtempfindlichkeit der Haut und unterstützen damit die therapeutische Wirkung der eingesetzten UV-A Strahlen.

Auch andere, u. U. mit Juckreiz verbundene Hautkrankheiten (wie z. B. **Neurodermitis, Sonnenallergie, Knötchenflechte, Lichturtikaria**) und **Vitiligo** werden mit UV-A oder UV-B Strahlen oder einer Strahlenkombination therapiert. Die UV-Strahlen wirken im Allgemeinen antientzündlich indem sie Zellen des Immunsystems hemmen. Sie lindern den Juckreiz und vermindern die übersteigerte Bildung von Hautzellen wie bei Schuppenflechte oder regen die Pigmentbildung bei Vitiligo an. Für die Behandlung von Akne gilt die UV-Therapie nicht mehr als Mittel der Wahl.

16 Technische Anwendungen von UV-Strahlen

Künstliche UV-Strahlung wird in unserem Alltag auf vielfältige Weise angewandt. Die lebensfeindlichen UV-C Strahlen werden zur Abtötung von Viren, Bakterien und Kleinstlebewesen in wissenschaftlichen und medizinischen Laboren verwendet. Dieselbe Wirkungsweise entfaltet sie bei ihrem Einsatz zur Wasserreinhaltung in Teich oder Pool.

An Tatorten kann mit Hilfe von UV-Strahlen Blut, Sperma oder Speichel nachgewiesen werden. Es dient dem Sichtbarmachen von Sicherheitsmerkmalen auf Ausweispapieren oder Zahlungsmitteln. In der Materialprüfung und zur Aushärtung von Stoffen (z. B. Polymere in der Zahnheilkunde), in der Elektronik, der Fotolithographie findet die UV-Strahlung vielfältigen Einsatz.

UV-A-Strahlung, umgangssprachlich auch als Schwarzlicht bezeichnet, ist vor allem in Diskotheken und für Showeffekte bekannt. Hier regt UV-A optische Aufheller aus dem Waschmittel zum Leuchten an.

17 Das Sonnenstudio

In den trüben Wintermonaten oder wenn man keine Gelegenheit hat, die Sonnenstunden im Freien zu verbringen, stellt der Besuch eines Sonnenstudios eine mögliche Alternative dar. Da Wissenschaft und Öffentlichkeit den Gefahren und Risiken der UV-Strahlen immer mehr Aufmerksamkeit schenken, hat der Gesetzgeber in Deutschland in Zusammenarbeit mit Hautärzten Qualitätsstandards für Sonnenstudios entwickelt.

Wenn Sie sich mit möglichst geringem gesundheitlichem Risiko bräunen möchten, suchen Sie nur Sonnenstudios auf, die diese Standards erfüllen.

17.1 Freiwillige Zertifizierung von Sonnenstudios

Im Zeitraum von 2004 bis 2010 konnten sich Sonnenstudios freiwillig im so genannten RTS-Zertifizierungsverfahren durch eine anerkannte Zertifizierungsstelle prüfen lassen. Dazu mussten alle in der UV-Fibel aufgeführten Kriterien erfüllt werden. Bei erfolgreicher Prüfung erhielt der Studiobetreiber ein drei Jahre gültiges Zertifikat und einen brombeerfarbenen, urheberrechtlich geschützten Aufkleber mit dem Signum „Geprüftes Sonnenstudio – Zertifiziert nach den Kriterien des BfS".

Das Interesse der Sonnenstudios an der freiwilligen Zertifizierung war allerdings gering und die Umsetzung unbefriedigend, wie das BfS in einer stichprobenartigen Überprüfung herausfand. Nur eine rechtlich eindeutige Verordnung, wie die UV-Schutz-Verordnung (UVSV: Verordnung zum Schutz vor schädlichen Wirkungen künstlicher ultravioletter Strahlung), konnte einen effektiven Verbraucherschutz im Sonnenstudio gewährleisten. Auch von den Vertretern der Sonnenstudiobranche kam der Wunsch nach einer klaren rechtlichen Regelung damit „sich unternehmerische Kreativität und Innovation zum Wohle der Verbraucher entfalten könnten" [22]. Mit dem Beschluss der UVSV durch das Bundeskabinett im Juli 2011 wurde das freiwillige Zertifizierungsverfahren für Solarien nach den Kriterien des BfS entbehrlich und ist hiermit beendet.

17.2 Das UVSV zertifizierte Sonnenstudio

Das Inkrafttreten der UVSV zum 01.01.2012 stellt aus Sicht des Strahlenschutzes eine gute Lösung für die Einführung wesentlicher Aspekte des Strahlenschutzes in **allen** Sonnenstudios dar. Es sind nur noch nach der UVSV zertifizierte Sonnenstudios zulässig. Das zertifizierte Fachpersonal erkennen Sie an der Urkunde: „Zertifizierte Fachkraft nach der UVSV".

Die Umsetzung der Schutzverordnung erfolgt auf Landesebene und kann deshalb in den verschiedenen deutschen Bundesländern noch unterschiedlich ausfallen. Die UVSV schreibt u.a. vor, dass **während der Betriebszeiten eines UV-Bestrahlungsgeräts** eine als **Fachpersonal** qualifizierte Person für den Kundenkontakt und die Überprüfung des UV-Bestrahlungsgeräts **anwesend sein muss**. Vor der ersten Besonnung muss die Fachperson dem Kunden ein Beratungsgespräch anbieten, in dem Gefahren und Risiken der UV-Strahlung angesprochen und entsprechende Vorsichtsmaßnahmen angeraten werden. Infolgedessen ist der Betrieb von Selbst-Bedienungs-Sonnenstudios nicht mehr zulässig, da hier weder eine Beratung angeboten wird noch eine Fachperson anwesend ist. Eine reine schriftliche Information durch Aushänge ist nicht ausreichend. Wird beispielsweise in Hotels, Fitnessstudio oder öffentlichen Bädern **nur eine Sonnenbank** betrieben, müssen die Kunden hier ebenfalls durch eine Fachperson beraten werden. Ist sichergestellt, dass nur beratene Kunden die Sonnenbank benutzen, muss die Fachkraft während der Besonnung allerdings nicht permanent anwesend sein.

17.2.1 Fachpersonal im Sonnenstudio

Wie wird man zur Fachkraft in einem Sonnenstudio? Der Gesetzgeber schreibt vor, dass sich das Personal einer 12-stündigen Schulung mit anschließender Prüfung unterziehen muss. Die wesentlichen Schulungsinhalte sind:

o Das eigenständig durchgeführte, fachlich korrekte Beratungsgespräch:

o   Dies beinhaltet die HT Bestimmung und basierend darauf die Erstellung eines individuellen Dosierungsplanes.
o   Aufklärung über Gefahren und Risiken der UV-Strahlen wie z. B. Hautalterung und Hautkrebs
o   Schutzmaßnahme für die Augen
o   Abklärung von Ausschlusskriterien
o   Beantwortung von Kundennachfragen
o   Überprüfung der Funktionstüchtigkeit der Sonnenbank und deren sichere Bedienung
o   Physikalische Grundlagen der UV-Strahlung
o   Dokumentationspflichten
o   Kontrolle der gesetzlich vorgeschriebenen Aushänge, Warn- und Schutzhinweise

Die Schulung kann nur durch Schulungsträger, die durch die Deutsche Akkreditierungsstelle (DAkkS) zugelassen wurden, erfolgen. Alle 5 Jahre muss Schulung und Prüfung erneuert werden.

17.2.2 Das Beratungsgespräch

Qualitätsbewusste, kundenfreundliche Sonnenstudios werden Ihnen vor der ersten Nutzung der Sonnenbank ein Beratungsgespräch anbieten. Es dauert ca. 15 Minuten und beinhaltet die im folgenden Abschnitt aufgelisteten wichtigen Informationen, die eine möglichst risikoarme Besonnung erlauben. Sollten Sie sich bereits ausreichend informiert fühlen, steht es Ihnen selbstverständlich auch frei, das Beratungsgespräch abzulehnen.

Volljährigkeit: Falls es nicht offensichtlich ist, wird man Ihre Volljährigkeit überprüfen. Seit 2009 gilt für Minderjährige ein umfassendes Nutzungsverbot von Solarien. Es gilt dem Schutz von Jugendlichen, deren körpereigene Schutzmechanismen vor UV-Strahlen u. U. noch nicht voll ausgereift sind.

Wann waren Sie das letzte Mal in der Sonne/Sonnenstudio? Diese Frage zielt darauf ab, den Zeitpunkt Ihrer letzten Bestrahlung zu ermitteln. Kürzlich konsumierte UV-Bestrahlungen, sowohl unter der Sonne, als auch im Sonnenstudio, müssen bei der Erstellung des Dosierungsplans berücksichtigt werden.

Hauttypbestimmung: Die Sonnenstudiomitarbeiter werden mit Hilfe eines Fragebogens Ihren HT bestimmen (siehe Kapitel 4.1 Hauttypbestimmung). Bitte beantworten Sie die Fragen ausgehend von der unbestrahlten Haut. Der HT, als Maß für die UV-Empfindlichkeit Ihrer Haut, ist der Ausgangspunkt für den Dosierungsplan, der für Sie erstellt wird. Eine HT-Bestimmung mittels eines Messgerätes oder der Sonnenbank selbst ist laut UVSV nicht zulässig. Der Gesetzgeber geht davon aus, dass diese Geräte evtl. unzuverlässig arbeiten bzw. nur bestimmte Körperstellen messen und dadurch ein falsches Ergebnis auswerfen. Auch kann ein Gerät die bisherigen Erfahrungen mit Sonne nicht ermessen.

Sind Sie HT I oder II wird man Ihnen von einer Besonnung abraten. Man wird Ihnen erklären dass, Ihre Haut gar kein/nur wenig Pigment bilden und folglich keinen/nur geringen Eigenschutz vor UV-Strahlung aufbauen kann. Falls Sie dennoch besonnen wollen wird man Ihnen zumindest eine Rücksprache mit dem Arzt anraten. Wenn sich Kunden mit HT I oder II trotz gegenteiliger Empfehlung nicht davon abhalten lassen eine Sonnenbank zu benutzen, dann sollten Bestrahlungszeiten nie 5 min 30 sec überschreiten. Es gibt auch Sonnenstudios, die Kunden mit HT I, zu ihrem eigenen Schutz, prinzipiell nicht auf die Sonnenbank lassen. Evtl. hält das Sonnenstudio andere wohltuende Möglichkeiten wie z. B. eine Infrarotkabine für sie bereit.

Dosierungsplan: Der Dosierungsplan enthält die Besonnungszeiten, die individuell auf Ihren HT abgestimmt sind. In die Besonnungszeit fließt auch die Stärke der UV-Strahler in der Sonnenbank ein. Seit 2008 dürfen in deutschen Sonnenstudios nur noch UV-Strahler mit einer maximalen sonnenbrandwirksamen Gesamtbestrahlungsstärke von 0,3 Watt pro Quadratmeter (W/m^2) eingesetzt werden. Dieser Wert entspricht der sonnenbrandwirksamen Bestrahlungsstärke der Referenzsonnen, also mittags am Äquator unter wolkenlosem Himmel. Dies wird als der maximale Wert an UV-Belastung angesehen, dem ein Mensch unter natürlichen Bedingungen auf der Erde ausgesetzt werden kann. Man geht davon aus, dass sich der Mensch als Art im Laufe der Evolution an die natürlichen Gegebenheiten der UV-Exposition angepasst hat. Der Gesetzgeber hält es deshalb für sinnvoll, die maximale natürliche Bestrahlungsstärke der Sonne als Referenzwert für Sonnenstudios heranzuziehen und diesen nicht zu überschreiten. Früher fand man UV-Strahler mit der 2 -3 fachen Bestrahlungsstärke! Unter der Sonnenbank erhalten Sie also heutzutage dieselbe sonnenbrandwirksame Bestrahlungsstärke, wie unter der Äquatorsonne. Dies ist die Haut aus unseren Breitengraden zunächst nicht gewohnt. Ein weiterer Grund, sich an den Dosierungsplan zu halten.

Wenn Sie sich an die empfohlenen Besonnungszeiten und Besonnungspausen des Dosierungsplans halten, ist das Auftreten eines Sonnenbrandes so gut wie ausgeschlossen. Eine Beschleunigung der Hautalterung und eine Erhöhung des Hautkrebsrisikos kann auch der Dosierungsplan nicht gänzlich verhindern, aber immerhin gering halten. Ein UVSV konformer Dosierungsplan enthält folgende Besonnungszeiten:

Besonnung	HT I	HT II	HT III	HT IV	HT V	HT VI
Erst-bestrahlung	5:30	5:30	5:30	5:30	5:30	5:30
Pause	48 h	48 h	48 h	48 h	48 h	48 h
Bestrahlung 2 & 3	5:30	5:30	8 min	11 min	13:30	16:30
Bestrahlung 4 & 5	5:30	5:30	11 min'	16:30	22 min	27:30
Bestrahlung 6 bis 8	5:30	5:30	13:30	19 min	30:30	33 min
Bestrahlung 9 & 10	5:30	5:30	19 min	25 min	33 min	33 min

Für die einzelnen HT sind die Bestrahlungszeiten aufgeschlüsselt. Man beginnt mit kurzen Bestrahlungszeiten, die langsam gesteigert werden, damit sich die Haut an die UV-Bestrahlung gewöhnen kann. Die erste Bestrahlung beträgt für alle HT 5 min 30. Sie gilt als Test, wie die Haut auf die Bestrahlung durch die Sonnenbank reagiert. Danach sollte eine 48 stündige Pause eingehalten werden. Sind in dieser Zeit keine gesundheitlichen Beeinträchtigungen aufgetreten, kann die Bestrahlungsserie fortgesetzt werden.

Eine Bestrahlungsserie besteht aus 10 Einzelbestrahlungen. Sie sollten sich nicht öfter als einmal pro Tag der UV-Strahlung aussetzen. Dies gilt für die natürliche Sonne ebenso wie für die Sonnenbank. Wenn Sie beispielsweise tagsüber mit freiem Oberkörper im Garten gearbeitet haben, sollten Sie nicht am selben Abend noch ins Sonnenstudio gehen.

Es wird geraten, sich nicht mehr als 3 x pro Woche und nicht mehr als 10 x Monat zu besonnen. Darüber hinaus gilt der Ratschlag: Nicht mehr als 50 Bestrahlungen pro Jahr.

Bestrahlung/Besonnung meint immer sowohl Sonnenstudio als auch die natürliche Sonne.

Nach Abschluss der Serie sollten Sie Ihrer Haut eine Erholungspause (siehe Kapitel 5.5 Reparaturmechanismen - weitere körpereigene Schutzmassnahmen der Haut) gönnen, die mindestens so lange dauert, wie die Serie dauerte. Wenn Sie 10 Bestrahlungen in einem Monat konsumiert haben, sollten Sie danach mindestens 1 Monat Pause machen.

Sie haben Recht: Durch die empfohlenen Ruhepausen und die maximale Anzahl von 50 Besonnungen im Jahr ist eine ganzjährige Bräune nicht zu erreichen. Auch wenn Sie Ihre Urlaubsbräune gerne durch einen anschließenden Solariumsbesuch verlängern möchten, gönnen Sie Ihrer Haut eine Pause, lassen Sie die Reparaturmechanismen in Ruhe arbeiten. Dies wird man Ihnen im qualitätsbewussten Sonnenstudio ebenfalls empfehlen.

Bedenken Sie, der Zweck der UVSV liegt in der Gesundheitsvorsorge, im Sinne einer Bräunung mit möglichst geringer Schädigung, und nicht in der Erreichung von maximaler Bräune.

Bonusmaterial: Wie kam der Gesetzgeber auf die angegebenen Bestrahlungszeiten im Dosierungsplan? Zunächst wurden die unterschiedlichen Eigenschutzzeiten der verschiedenen Hauttype ermittelt. Dazu bestrahlte man einen kleinen Bereich der ungebräunten Haut von Testteilnehmern mit unterschiedlichen HT solange bis eine gerade eben sichtbare Hautrötung (Sonnenbrand) auftrat. Aus dem **Zeit**raum, der verstrich bis die Hautrötung eintrat, und der bekannten eingesetzten sonnenbrandwirksamen Bestrahlungs**stärke** von 0,3 (W/m²) kann man die **Menge** der sonnenbrandwirksamen UV-Bestrahlung für jeden HT errechnen. Diesen Wert bezeichnet man auch als **erythemwirksame Schwellenbestrahlung** (Überschreitet man diese Schwelle, tritt Sonnenbrand auf).

Es gilt die Formel: $Zeit = Menge/Stärke$

Im Dosierungsplan werden die HT III und IV durch vorsichtige Steigerung der Bestrahlungszeiten am Ende der Bestrahlungsserie bis an ihre erythemwirksame Schwellenbestrahlung herangeführt. Man geht davon aus, dass sich die Haut durch die vorherigen Bestrahlungen an die UV-Belastung soweit angepasst hat, dass nun kein Sonnenbrand entsteht.

Bei HT V und VI wird die erythemwirksame Schwellenbestrahlung am Ende der Serie nicht erreicht. Dies ist dem technischen Umstand geschuldet, dass die meisten Sonnenbänke keine Bestrahlung zulassen, die länger als 30 Minuten dauert. Sie schalten sich aus Sicherheitsgründe automatisch ab.

Bei HT I und II gilt, dass diesen HT eigentlich strikt von der Benutzung der Sonnenbank abzuraten ist. Wollen sie dennoch die Sonnenbank nutzen, dann nur mit der Hälfte der für ihren HT ermittelten erythemwirksamen Schwellenbestrahlung. In Zeit umgerechnet bedeutet dies: immer nur 5 min 30.

Ausschlusskritierien: Das kundenfreundliche Sonnenstudio wird Ihnen eine Liste mit Ausschlusskriterien vorlegen. Falls sie eines dieser Kriterien erfüllen, wird man Ihnen generell (siehe Kapitel 13.2 Permanente Ausschlusskritierien) bzw. vorübergehend (siehe Kapitel 13.3 Vorübergehende Ausschlusskriterien) von der Nutzung einer Sonnenbank abraten. Liegt eine Erkrankung vor, wird man Sie darauf hinweisen mit einem Arzt Rücksprache zu halten. Bedenken Sie: die UVSV sieht die Aufgabe eines Sonnenstudios ausschließlich in der kosmetischen Bräunung der Haut. Das Sonnenstudio ist kein Therapiezentrum, deshalb können Sie hier auch keine medizinischen Ratschläge erwarten. Nichtsdestotrotz kann es medizinisch angeraten sein, ein Sonnenstudio aufzusuchen. Dies entscheidet allerdings der Arzt.

Informationen zu Gefahren und Risiken von UV-Bestrahlung: Dieses Informationsblatt macht auf kurzfristige und langfristige Gefahren der UV-Strahlung aufmerksam. Der Kundenberater wird Ihnen eine kurze Übersicht zu den Informationen auf diesem Blatt geben.

Zu den kurzfristigen Gefahren gehören:

o Sonnenbrand (siehe Kapitel 5.6.1 Der Sonnenbrand); **Gegenmaßnahme:** halten Sie sich an den Dosierungsplan.
o phototoxische Reaktionen (siehe Kapitel 5.6.2 Phototoxische Reaktionen); **Gegenmaßnahme:** Abschminken, bei Medikamenteneinnahme den Beipackzettel lesen bzw. den Arzt oder Apotheker fragen.
o Hornhaut- oder Bindehautentzündung (siehe Kapitel11.2 Schädigung des Auges durch UV-Strahlen) **Gegenmaßnahme:** UV-Schutzbrille aufsetzen.

Zu den langfristigen Schädigungen zählen die

o Beschleunigung der Hautalterung (siehe Kapitel 5.6.3 Hautalterung) **Gegenmaßnahme:** halten Sie sich an den Dosierungsplan. Er kann den negativen Einfluss der UV-Strahlen auf die Hautalterung nicht ausschließen, aber immerhin gering halten.
o Erhöhung des Hautkrebsrisikos (siehe Kapitel 5.6.4 Hautkrebs); **Gegenmaßnahme:** halten Sie sich an den Dosierungsplan. Er kann die Erhöhung des Hautkrebsrisikos nicht verhindern, aber es immerhin gering halten.

o Ausbildung eines grauen Stars (siehe Kapitel 11.2 Schädigung des Auges durch UV-Strahlen); **Gegenmaßnahme:** UV-Schutzbrille aufsetzen.

o Schwächung des Immunsystems (siehe Kapitel 12 Das Immunsystem als Wirkort der UV-Strahlen); **Gegenmaßnahme:** Wenn eine Erkrankung vorliegt, nutzen Sie die Sonnenbank erst wenn Sie wieder gesund sind bzw. nach Rücksprache mit dem Arzt.

Augenschutzmaßnahmen: Der Kundenberater wird Ihnen zum Schutz Ihrer Augen eine UV-Schutzbrille aushändigen. Er wird sie darauf aufmerksam machen, dass das Schließen der Augenlider nicht ausreichend ist, um die Augen zu schützen.

Dokumentationspflicht: Das zertifizierte Sonnenstudio ist verpflichtet, die Beratungstätigkeit schriftlich zu dokumentieren und diese Unterlagen ein halbes Jahr aufzuheben. Bitte unterschreiben Sie, dass Sie beraten wurden. Falls Sie auf eine Beratung verzichtet haben, unterschreiben Sie dies bitte ebenfalls. Nur dann kann das Sonnenstudio bei einer amtlichen Überprüfung nachweisen, dass es seiner Angebotspflicht für ein Beratungsgespräch nachgekommen ist. Es werden lediglich Ihre HT-Bestimmung und der Dosierungsplan abgelegt. Dies hat auch den Vorteil, dass das Sonnenstudio Ihnen behilflich sein kann, falls Sie die aktuellen Bestrahlungszeiten in Ihrem Dosierungsplan nicht im Kopf haben.

Aushänge und Aufkleber: Man wird Sie darauf hinweisen, dass sich die Inhalte des Beratungsgesprächs auch auf Aushängen und Aufklebern in den Geschäftsräumen und an den Sonnenbänken befinden. Dort können Sie sich alles noch einmal in Ruhe durchlesen. Bei Fragen wenden Sie sich an Ihre/n Fachberater/in.

An der Sonnenbank: Man wird Ihnen die Nutzung der Sonnenbank erklären. Insbesondere zeigt man Ihnen den Notausschalter bzw. die Möglichkeit, wie man die Sonnenbank schnell verlässt, falls Sie sich unwohl fühlen.

DAS WESENTLICHE: Suchen Sie nur kundenfreundliche, zertifizierte Sonnenstudios auf. Lassen Sie sich beraten, nutzen Sie die Gelegenheit im Gespräch mit dem Fachpersonal Unklarheiten abzuklären. Orientieren Sie sich an den hier aufgelisteten Merkmalen eines zertifizierten Sonnenstudios oder nutzen Sie die Checkliste des BfS: Solarium Check Liste vom BfS. Helfen Sie dem Sonnenstudio bei der gesetzlich vorgeschriebenen Dokumentationspflicht des Beratungsangebots, indem Sie schriftlich bestätigen, dass Ihnen ein Beratungsgespräch angeboten wurde.

18 Unterschiede in der UV-Strahlung zwischen Sonne und Sonnenstudio

Wir haben 2 Möglichkeiten unsere Haut zu bräunen: unter der Sonne oder im Sonnenstudio.

Obwohl die gesetzlich zulässige sonnenbrandwirksame Bestrahlungsstärke der UV-Quellen in der Sonnenbank der Referenzsonne abgeschaut ist (siehe Kapitel 17.2.2 Das Beratungsgespräch), ist die spektrale Zusammensetzung (Kombination der UV-A und UV-B Strahlen) und damit die Wirkungsweise auf unsere Haut von Sonnenbank und Sonne nicht vollkommen identisch.

max. erythemwirksame Bestrahlungsstärke (W/m^2)	UV-A	UV-B	Summe	Effekt
Referenzsonne	0,11	0,19	0,3	"Natur-Braun": Kurz- u. Langzeitbräune im natürlichen Verhältnis, Lichtschwiele
Tiefenbräuner	0,2	0,1	0,3	hauptsächlich Langzeitbräune
Turbobräuner	0,25	0,05	0,3	hauptsächlich Kurzeitbräune

Obige Tabelle zeigt, dass die UV-Strahlen der Sonne einen größeren Anteil im UV-B Bereich und dafür einen geringeren Anteil im UV-A Bereich abstrahlen, als die UV-Quellen im Sonnenstudio. Innerhalb eines Sonnenstudios können Sie ebenfalls Sonnenbänke mit UV-Spektren mit unterschiedlichen Verhältnissen von UV-A zu UV-B Strahlen finden. Dies bedeutet, dass der Einfluss auf

o Die Entstehung von Sonnenbrand
o Kurzzeitbräune und Langzeitbräune
o Ausbildung der Lichtschwiele
o Beschleunigung Hautalterung
o Erhöhung des Hautkrebsrisikos

durchaus unterschiedlich sein kann. Natürlich gibt es keine belastbaren vergleichenden Studien der unterschiedlichen Wirkungsweise von Sonne und künstlichen UV-Strahlen. Deshalb kann hier auch keine Empfehlung stehen, welche Quelle zu bevorzugen ist. Man kann argumentieren, dass wir uns im Laufe der Evolution an die natürliche UV-Quelle angepasst haben. Die Bedingungen der UV-Exposition sind unter der natürlichen Sonne allerdings meist ziemlich unkontrolliert (siehe Kapitel 3.1 Einflüsse auf die natürliche UV-Strahlung) während sie im Sonnenstudio genau definiert sind. Im Sonnenstudio gibt es keinen Einfluss von Wetter, Tageszeit oder Smog.

Häufig werden Sie in Sonnenstudios unterschiedliche Sonnenbänke vorfinden, die eingesetzt werden, um unterschiedliche Bräunungsergebnisse zu erzielen. So gibt es z. B. Schnell/Turbo- und Tiefenbräuner. Auch hier handelt es sich ebenfalls um Varianten mit unterschiedlichen UV-A und UV-B Anteilen in den künstlichen UV-Quellen. Die meisten Sonnenbänke sind im Gesichts- bzw. Oberkörperbereich mit besonderen Lampen ausgestattet. Diese Hochdrucklampen strahlen etwas mehr im UV-A Bereich als die Niederdrucklampe für den übrigen Körperbereich. Dadurch wird sichergestellt, dass man im Gesicht schneller (Kurzzeitbräune) bräunt.

Ebenso gibt es Sonnenbänke die besonders für die Anregung der Vit. D Synthese ausgelegt sind. Da das Anregungsmaximum für die Vit. D Synthese im UV-B Bereich liegt, ist der UV-A Bereich bei diesen Bänken sehr gering (die maximale sonnenbrandwirksame Bestrahlungsstärke darf auch hier nicht überschritten werden.) Dies bedeutet, dass unter diesem Typ von Sonnenbank kaum mit einem Bräunungseffekt zu rechnen ist. Bei manchen Sonnenbänke können das Spektrum variieren, so dass beides möglich ist.

19 Kurzer Leitfaden: die wichtigsten Aspekte des bewussten Umgangs mit UV-Strahlen

Wie immer im Leben, gilt es auch beim Genuss der Sonne/Sonnenbank das richtige Maß zu finden. Dabei soll Ihnen dieser Ratgeber helfen. Es geht nicht darum extreme Positionen zu vertreten. Etwa UV-Strahlen gänzlich zu vermeiden. Dies wäre unnatürlich und praktisch nicht durchführbar. Andererseits kann ein gedankenloser (maßloser) Konsum von UV-Strahlen zu schwerwiegenden Schädigungen führen, die sich u. U. durch die Anwendung von Wissen vermeiden lassen.

Die folgende Zusammenfassung stellt einen kurzen Denkleitfaden dar, an dem man sich die einzelnen Aspekte eines bewussten Umgangs mit UV-Strahlen noch einmal klarmachen kann. Dieser Leitfaden ist ein Extrakt aus den vorangegangenen Kapiteln.

- o Bedenken Sie: Bräune ist eine Schutzreaktion der Haut vor einem Übermaß an UV-Strahlung. Es ist lediglich eine Modeerscheinung, dass wir einen braunen Teint als „gesund" empfinden. Man muss nicht braun sein, um gesund zu sein.
- o Bestimmen Sie Ihren Hauttyp mit Hilfe eines entsprechenden Fragebogens. Er ist ein Maß für die UV-Empfindlichkeit Ihrer Haut. Anhand des Hauttyps können Sie die Eigenschutzzeit (Zeitraum, der in der Sonne verbracht werden kann, bevor ein Sonnenbrand auftritt) Ihrer Haut erkennen.
- o Informieren Sie sich in Ihrer Tageszeitung oder Wetter-App über den aktuellen UVI in Ihrer Region. Berücksichtigen Sie Verstärkungseffekte am Wasser, auf Schneefeldern oder im Gebirge.
- o Halten Sie sich an die Ratschläge der WHO über richtiges Verhalten in der Sonne. Verbringen Sie die Mittagszeit im Schatten.
- o Der Einsatz von Sonnenschutzmitteln verlängert die Eigenschutzzeit der Haut um den angegebenen LSF. Tragen

Sie Sonnenschutzmittel 20 Minuten vor der Besonnung, reichlich und wiederholt auf.

o Kinder unter 2 Jahren gehören nicht in die pralle Sonne. Schützen Sie Ihre Kinder mit Hilfe von Schatten, Sonnenschutzmitteln und UV-Schutzkleidung. Vergessen Sie Sonnenbrille und Sonnenhut nicht.

o Schützen Sie Ihre Augen mit einer Sonnenbrille. Achten Sie auf die UV-Kennzeichnung. Im Sonnenstudio verwenden Sie die dort angebotene UV-Schutzbrille.

o Um Vit. D herzustellen benötigt unser Körper UV-Strahlen. Um die Vit. D Synthese zu fördern ist es allerdings nicht notwendig einen Sonnenbrand zu riskieren. Bedenken Sie auch die Möglichkeit der Vit. D Versorgung über die Ernährung.

o Auch wenn kein Sonnenbrand auftritt, kann nicht ausgeschlossen werden, dass durch die UV-Strahlen das Hautkrebsrisiko erhöht bzw. die Hautalterung beschleunigt wird.

o Sollten Sie eines der Ausschlusskriterien erfüllen, seien Sie besonders vorsichtig bzw. befragen Sie Ihren Arzt.

o Gönnen Sie Ihrer Haut Besonnungspausen, lassen Sie die Reparaturmechanismen in Ruhe arbeiten.

o Wenn Sie ein Sonnenstudio aufsuchen möchten achten Sie auf Qualität. Nutzen Sie das Beratungsangebot im kundenorientierten, nach UVSV zertifizierten Sonnenstudio.

20 Schlusswort

Liebe Freunde der Sonne: Jetzt sind Sie am Ende dieses Ratgebers angelangt. Ich danke Ihnen herzlich, dass Sie mir Ihr Vertrauen schenken und sich die Zeit nahmen, diesen Ratgeber durchzulesen. Mein Anliegen ist es, die Argumente Pro und Contra der UV-Bestrahlung zusammenzutragen und Ihnen Entscheidungshilfen an die Hand zu geben. Gefahren und Risiken sollen weder kleingeredet noch überbewertet werden. Es liegt letztendlich immer in unserem Ermessen, wie wir uns verhalten möchten. Voraussetzung für eine freie und verantwortungsvolle Entscheidung ist allerdings ein gewisses Maß an Wissen. Ich hoffe, dass ich mit diesem Ratgeber zur Vermehrung Ihres Wissens bezüglich UV-Strahlen beitragen konnte. Diese kleine Zusammenstellung soll Sie in die Lage versetzen Ihre Haut richtig einzuschätzen und die **für Sie passenden** Entscheidungen zu treffen im Umgang mit der Sonne/dem Sonnenstudio.

21 Anhang

21.1 Danksagung

Ich bedanke mich ganz herzlich bei der Firma Servantech GmbH & Co.KG und der analyticon akademie für die engagierte und kompetente Einführung in das Thema der Wirkungsweise der UV-Strahlen auf den Menschen und die Umsetzung der UVSV. Die Arbeitsatmosphäre mit den Kollegen und freien Mitarbeitern war äußerst lehrreich, angenehm und inspirierend. Mein Dank gilt auch den Teilnehmern der UVSV Kurse für ihre Aufmerksamkeit, ihr Interesse und die freundliche Aufnahme bei den Schulungen. Sie gaben mir den Anstoß und die Motivation diesen Ratgeber zu verfassen.

Es gibt keinen Text, der nicht einer Korrektur oder Verbesserung bedürfte. Für die detaillierte und anregende Verbesserung des Textes bedanke ich mich bei meiner Mutter Irene (da gibt es noch viel mehr zu danken!), bei meiner Schwester Sissi (durch besondere Umstände sind uns die üblichen geschwisterlichen Streitereien erspart geblieben – ein ganz besonderer Schatz) und bei meinen Freundinnen Magdalena und Beate. Bei Gaby und Pedro fand ich professionelle Expertise zur Gestaltung eines verlockenden Coverbilds.

Mein Dank gilt nicht zuletzt meinem Mann und meinen Kindern, die mir den Freiraum ließen, meine Gedanken zu sortieren und sie zu Papier zu bringen. Sie haben das Projekt mit beständigem Interesse begleitet.

21.2 Glossar

Absorption: elektromagnetische Schwingungen werden vom absorbierenden Stoff z.T. oder vollständig aufgenommen. Die Energie wird dabei in Wärme umgewandelt. Ein schwarzer Körper „verschluckt" alles Licht und erwärmt sich dabei stärker als ein weißer Körper.

BfS: Bundesamt für Strahlenschutz.

BUND: Bund für Umwelt und Naturschutz Deutschland e. V.

DAkkS: Die Deutsche Akkreditierungsstelle GmbH (DAkkS) ist die nationale Akkreditierungsstelle der Bundesrepublik Deutschland mit Sitz in Berlin.

Eigenschutzzeit: Ist der Zeitraum, den man in der Sonne bleiben kann, bis Sonnenbrand auftritt. Sie hängt vom HT ab und gilt unter einem UVI von 8.

Epidemiologie: ist eine wissenschaftliche Disziplin, die sich mit den gesundheitlichen Zuständen einer Population/Bevölkerung befasst. Sie erfasst Faktoren, die zur Gesundheit bzw. Krankheit einer Population beitragen und legt damit die statistische Basis für gesundheitspolitische Maßnahmen.

Erythem: Fachbegriff für Rötung, hier im speziellen: Sonnenbrand.

Erythemwirksamkeit: Fachbegriff für Sonnenbrandwirksamkeit.

HPLC: High Performance Liquid Chromatography = Hochdurchflüssigkeitschromatographie. Die HPLC ist ein chromatographisches Trennverfahren aus der Chemie. Es erlaubt die Auftrennung der einzelnen Substanzen aus einem Substanzgemisch, deren Identifizierung und Quantifizierung.

HT: Hauttyp.

IARC: Die International Agency for Research on Cancer ist eine Organisation der WHO. Aufgabe der IARC ist die Koordination von internationaler Forschung zur Ergründung der Krebsursachen und der Identifizierung von vorbeugenden Maßnahmen.

Inzidenz: Ist ein medizinischer Fachausdruck für die Anzahl der Neuerkrankungen. Sie bezieht sich üblicherweise auf die Zahl der Neuerkrankungen pro 100 000 Einwohner pro Jahr.

µg: microgramm, $\mu = 10^{-6}$ Gramm.

Mol: chemische Einheit für eine Stoffmenge.

ng/L: nanogramm pro Liter, nano = 10^{-9} Gramm.

nmol/L: nanomol pro Liter, nano = 10^{-9} Mol.

Referenzsonne: ist die maximal möglich Bestrahlungsstärke der UV-Strahlen auf Meeresspiegelhöhe. Gemessen bei einer Sonnenhöhe von 90° (d. h. mittags am Äquator) bei wolkenlosem Himmel, bei definierten Parametern für Ozonkonzentration und atmosphärischen Trübungsfaktor [23].

Reflexion: elektromagnetische Schwingungen können von Oberflächen z. B. Wasser zurückgeworfen werden, wie ein Ball von einer Wand.

Sonnenbrandwirksamkeit: Zur Berechnung der biologischen Wirksamkeit der UV-Strahlen werden die einzelnen Wellenlängen im Bereich von 280 – 400 nm mit einem Faktor gewichtet, d. h. multipliziert, der die Fähigkeit der Wellenlängen widerspiegelt, einen Sonnenbrand auszulösen.

Streuung: elektromagnetische Schwingungen werden durch Wechselwirkung mit z.B. Wasserdampf in der Atmosphäre in ihrer Richtung umgelenkt.

u.v.a.m.: und vieles andere mehr.

UI: Unit = Einheit. Ein Maß für die biochemische Aktivität eines Stoffes.

UPF: Ultraviolet Protection Factor, gibt den UV-Schutz von UV-Schutzkleidung an.

UVI: „Der **UV-Index** beschreibt die sonnenbrandwirksame solare Bestrahlungsstärke. Er ist ein dimensionsloser Wert, definiert als das Integral der spektralen UV-Bestrahlungsstärke auf die horizontale Empfangsfläche zwischen 280 und 400 nm Wellenlänge, W/m^2, gefaltet mit dem Referenzwirkungsspektrum für Erythem (CIE 1987) und multipliziert mit der Konstanten 40 m^2/W.": aus dem Faltblatt des Deutschen Wetterdienstes zur Definition des UVI <u>Definition DWD</u> .

UVSV: UV-Schutzverordnung: Verordnung zum Schutz vor schädlichen Wirkungen künstlicher ultravioletter Strahlung.

WHO: **W**orld **H**ealth **O**rganization ist eine Institution der United Nations, die sich weltweit mit der Bekämpfung von Krankheiten, gesunder Ernährung und einer bekömmlichen Lebensführung beschäftigt.

21.3 Über die Autorin

Ich bin studierte und promovierte Diplom-Biologin. In meiner mehr als 20-jährigen Tätigkeit in verschiedenen universitären Projekten im Life Science Bereich, am Schnittpunkt zwischen Biologie und Medizin, konnte ich viel Wissen sammeln und weitergeben.

Im Auftrag der Schulungsakademie analyticon akademie und der Firma Servantech GmbH & Co.KG bildete ich Mitarbeiter/innen von Sonnenstudios zu zertifizierten Fachkräften nach der UVSV aus. Ich war dabei sowohl als Trainerin als auch als Prüferin tätig.

Es macht mir großen Spaß neues Wissen zu erschließen und es in verständlicher Form weiterzugeben. Ich halte es für sehr sinnvoll das Wissen aus den UVSV Zertifizierungskursen, in einer um die Sonne erweiterten Form, einem größeren Personenkreis zugänglich machen. Schließlich leben wir alle unter dieser Sonne und wollen uns in unserer Haut wohlfühlen.

Ich lebe mit meinem Mann, den zwei erwachsenen flügge gewordenen Kindern, der Schwiegermutter und Katzen, Fischen und Wellensittichen abwechselnd in Süddeutschland und unter der Sonne Spaniens.

Kontakt: azgknowhow@yahoo.de

21.4 Haftungsausschluss

Dieser Ratgeber wurde sorgfältig erarbeitet und stellt die Meinung und die Erfahrungen der Autorin dar. Die Inhalte dieses vorliegenden Buches geben den aktuellen, wissenschaftlichen Stand zum Zeitpunkt der Veröffentlichung wieder und wurden nach bestem Wissen und Gewissen verfasst. **Die Autorin beabsichtigt nicht, Diagnosen zu stellen oder Therapieempfehlungen zu geben.** Dieses Buch kann keine medizinische Beratung und Diagnose ersetzen. Bei Fragen wenden Sie sich an Ihren Arzt.

Die Benutzung dieses Buches und die Umsetzung der darin enthaltenen Informationen erfolgt ausdrücklich auf eigenes Risiko. Die Autorin kann für etwaige Unfälle und Schäden materieller oder ideeller Art aus keinem Rechtsgrund eine Haftung übernehmen. Haftungsansprüche gegen die Autorin für Schäden, die durch die Nutzung oder Nichtnutzung der Informationen bzw. durch die Nutzung fehlerhafter und/oder unvollständiger Informationen verursacht wurden, sind grundsätzlich ausgeschlossen. Die Autorin übernimmt keine Gewähr für die Aktualität, Korrektheit, Vollständigkeit und Qualität der bereitgestellten Informationen. Druckfehler und Falschinformationen können nicht vollständig ausgeschlossen werden. Wissenschaft und Forschung unterliegen einem ständigen Wandel. Die Autorin behält es sich ausdrücklich vor, Teile der Seiten oder das gesamte Angebot ohne gesonderte Ankündigung zu verändern, zu ergänzen, zu löschen oder die Veröffentlichung zeitweise oder endgültig einzustellen.

Für die Inhalte von den in diesem Buch abgedruckten Internetseiten sind ausschließlich die Betreiber der jeweiligen Internetseiten verantwortlich. Die Autorin hat keinen Einfluss auf Gestaltung und Inhalte fremder Internetseiten. Die Autorin erklärt hiermit ausdrücklich, dass zum Zeitpunkt der Linksetzung keine illegalen Inhalte auf den zu verlinkenden Seiten erkennbar waren. Auf die aktuelle und zukünftige Gestaltung, die Inhalte oder die Urheberschaft der verlinkten/verknüpften Seiten hat die Autorin keinerlei Einfluss. Für illegale, fehlerhafte oder unvollständige Inhalte und insbesondere für Schäden, die aus der Nutzung oder Nichtnutzung solcherart dargebotener Informationen entstehen, haftet allein der Anbieter der Seite, auf welche verwiesen wurde, nicht derjenige, der über Links auf die jeweilige Veröffentlichung lediglich verweist.

21.5 Bibliografie

[1]   Bundesamt für Strahlenschutz, "Schutz vor UV-Strahlung."
       12-Mar-2015 [Online]. Available:
       http://www.bfs.de/de/uv/uv2/schutz_vor_uv

[2]   WHO UV Protection, "WHO | UV protection," *WHO*, 13-
       Mar-2015. [Online]. Available:
       http://www.who.int/uv/intersunprogramme/activities/uv
       _index/en/index1.html. [Accessed: 13-Mar-2015]

[3]   WHO UV Index, "WHO | UV Index," *WHO*, 13-Mar-2015.
       [Online]. Available:
       http://www.who.int/uv/intersunprogramme/activities/uv
       _index/en/index3.html. [Accessed: 13-Mar-2015]

[4]   Handreichung BfS, 13-Mar-2015 [Online]. Available:
       http://www.bfs.de/de/bfs/publikationen/unterrichtsmater
       ial/uv/handreichung_sek_online.pdf

[5]   Bundesamt für Strahlenschutz, "UVFibel
       Zertifizierungskriterien des BfS," *UV Fiebel*. 2007 [Online].
       Available:
       https://doris.bfs.de/jspui/bitstream/urn:nbn:de:0221-
       201012164217/3/BfS_2007_UV_Fibel.pdf

[6]   Umweltbundesamt, Bundesamt für Strahlenschutz,
       Bundesamt für Risikobewertung, and Robert Koch-Institut,
       Themeheft UV-Strahlung, vol. UMID 02/2012. 2012.

[7]   IARC, "Solar and Ultraviolett radiation. In: IARC
       Monographs on Evaluation of Carcinogenic Risks to
       Humans.," in *A Review of human carcinogens: Radiation*,
       vol. vo. 100D, WHO Press,Switzerland, 2012, pp. 35 –101
       [Online]. Available:
       http://monographs.iarc.fr/ENG/Monographs/vol100B/mo
       no100B.pdf

[8]   Greßler, S, Gazso, A, Simko, M, Fiedeler, U, and Netwich,
       M, "Nano Trust Dossier," *Institut f. Technikfolgen-
       Abschätzung, der österreichischen Akademie d.
       Wissenschaften*. Jänner-2009 [Online]. Available:
       http://epub.oeaw.ac.at/ita/nanotrust-
       dossiers/dossier008.pdf

[9]   Häuser, S., Sporkmann, A.-K., and Cameron, P., "Faltblatt
       zur Kennzeichnungspflicht für Nanomaterialien in
       Kosmetika," *Bund für Umwelt und Naturschutz*

Deutschland e. V. Dezember-2013 [Online]. Available: http://www.bund.net/fileadmin/bundnet/publikationen/n anotechnologie/140715_bund_nanotechnologie_nanokos metik_faltblatt.pdf

[10] R. Daniels, "Bessere Deklaration schützt Verbraucher," *Pharmazeutische Zeitung online.* 2007 [Online]. Available: http://www.pharmazeutische-zeitung.de/index.php?id=3124

[11] Bundesam für Strahlenschutz, "UV-Schutz durch Kleidung." [Online]. Available: http://www.bfs.de/de/uv/uv2/schutz_vor_uv/kleidung.ht ml/printversion. [Accessed: 25-Feb-2015]

[12] W. Köpcke and J. Krutmann, "Protection from sunburn with beta-Carotene--a meta-analysis," *Photochem. Photobiol.*, vol. 84, no. 2, pp. 284–288, Apr. 2008.

[13] A. Godic, B. Poljšak, M. Adamic, and R. Dahmane, "The role of antioxidants in skin cancer prevention and treatment," *Oxid. Med. Cell. Longev.*, vol. 2014, p. 860479, 2014.

[14] Stifung Deutsche Krebshilfe, "Kinderhaut ganz besonders schützen." 2015.

[15] Berufsverband der Kinder- und Jugendärzte e. V., "Kinderärzte im Netz." [Online]. Available: http://www.kinderaerzte-im-netz.de/krankheiten/sonnenbrand-sonnenallergie/

[16] D. C. Whiteman, C. A. Whiteman, and A. C. Green, "Childhood sun exposure as a risk factor for melanoma: a systematic review of epidemiologic studies," *Cancer Causes Control CCC*, vol. 12, no. 1, pp. 69–82, Jan. 2001.

[17] WHO UV Auge, "WHO | Health effects of UV radiation," *WHO*, 21-Mar-2015. [Online]. Available: http://www.who.int/uv/health/uv_health2/en/index2.htm l. [Accessed: 21-Mar-2015]

[18] T. Schwarz, "Ultraviolette Strahlung – Immunantwort," *JDDG J. Dtsch. Dermatol. Ges.*, vol. 3, pp. S11–S18, Sep. 2005.

[19] D. Wolpowitz and B. A. Gilchrest, "The vitamin D questions: how much do you need and how should you get it?," *J. Am. Acad. Dermatol.*, vol. 54, no. 2, pp. 301–317, Feb. 2006.

[20] M. Wabtisch, B. Koletzko, and A. Moß, "Vitamin D Versorgung im Säuglings-, Kindes- und Jugendalter," *Monatschrift Kinderheilkd.*, vol. DOI 10.1007/s00112–011–2407–5 [Online]. Available: http://www.dgkj.de/uploads/media/1107_vitamin_d.pdf. [Accessed: 21-Apr-2015]

[21] Deutsche Gesellschaft für Ernährung e. V., "Vitamin D." 2015 [Online]. Available: https://www.dge.de/wissenschaft/referenzwerte/vitamin-d/

[22] bundesfachverband f Besonnung e. V., "Solarienverordnung veröffentlicht - BfB hilft bei der Umsetzung." [Online]. Available: http://www.bundesfachverband-besonnung.de/BfB-InfoMail-Solarie.uvsv1000.0.html

[23] Strahlenschutzkommision, "Schutz des Menschen vor den Gefahren der UV-Strahlung in Solarien." 12-Mar-2015 [Online]. Available: http://www.ssk.de/SharedDocs/Beratungsergebnisse_PDF/2001/Schutz_vor_UV_Strahlung_in_Solarien.pdf?__blob=publicationFile

www.ingramcontent.com/pod-product-compliance
Lightning Source LLC
Chambersburg PA
CBHW070933290526
45795CB00001B/500